Susanne Küppers

Leben mit Borderline

Wenn die Seele
Schmerz und Ruhe sucht

ACABUS | Verlag

Küppers, Susanne: Leben mit Borderline. Wenn die Seele Schmerz und Ruhe sucht, Hamburg, ACABUS Verlag 2009

Originalausgabe

ISBN: 978-3-941404-36-6

Lektorat: Alissa Schrumpf
Covermotiv: © Bonczijk Magali - Fotolia.com
Umschlagsgestaltung: Ulrich Benschen, ACABUS Verlag

Der ACABUS Verlag ist ein Imprint der Diplomica Verlag GmbH,
Hermannstal 119k, 22119 Hamburg.

Bibliografische Information der Deutschen Bibliothek:
Die Deutsche Bibliothek verzeichnet diese Publikation in der Deutschen
Nationalbibliografie; detaillierte bibliografische Daten sind im Internet über
<http://dnb.ddb.de> abrufbar.

Die digitale Ausgabe (eBook-Ausgabe) dieses Titels trägt die
ISBN 978-3-941404-37-3 und kann über den Handel oder den Verlag
bezogen werden.

Printed in Germany

Für meinen lieben Mann Bernd und meine
besten Seelen: meine Kinder Kevin und Cindy

1

Schon seit Monaten freue ich mich auf den Urlaub. Wie jedes Jahr, seit sieben Jahren, geht es an Pfingsten in den Center Parc. Zusammen mit meinen beiden Kindern Kevin, 13 und Cindy, elf Jahre alt. Kraft tanken. Die Kinder können zusammen Abenteuer erleben und ich habe Zeit für mich. Mütterliche Animation ist hier nicht gefragt, dafür sorgt schon das Programm des Center Parcs. Es ist die einzige Zeit im Jahr, in der ich meine Seele für eine Woche baumeln lassen kann, und das habe ich jedes Jahr mehr als nötig.

Die übrige Zeit des Jahres arbeite ich an der Rezeption einer Zahnarztpraxis. Dort kann ich mich austoben, verwirklichen, das glaubte ich jedenfalls. Und dann kann ich mich in der einen Woche im Park wieder regenerieren. Schließlich klappte das ja seit 1997.

Doch dieses Jahr ist alles anders. Im Center Parc angekommen bekomme ich solches Asthma, dass ich frierend unter der Decke im Bett liege, während alle anderen kurzärmelig den Park durchqueren. Mein Gewissen quält sich durch den Tag, muss das schlimm sein für die Kinder, im Urlaub eine kranke Mutter zu haben. Und die Freunde, mit denen wir zusammen gefahren sind, die erwarteten doch von mir, dass ich wie jedes Jahr als Clown fungiere. Abendliches Zusammensitzen auf der Terrasse, mit anschließendem feuchtfröhlichem Beisammensein bis in die Puppen, um dann am Morgen schnell mit den Kindern ins Schwimmbad zu gehen, die Kinder planschend und wir den Kater im Liegestuhl pflegend. Und dann am Mittag gemeinsam im Park Tretboot fahren, Fahrradtouren machen, abends in einem der drei gemieteten Bungalows kochen und dann die Wiederholung des Vorabends erleben: hoch die Gläser, Prost, die Vierte…

Was denken nur alle von mir? Wie gut, dass ich diesmal meinen Exmann eingeladen habe, wenigstens funktioniert er für die Kinder und sie sind nicht so allein bei den anderen. Mühselig kämpfe ich mich mit dem Fahrrad ins Bad, um wenigstens den Versuch zu starten, mich dort sehen zu lassen. Nach wenigen Minuten ist an ein weiteres Aushalten nicht mehr zu denken, ich muss gehen, ich friere, mir ist schwindelig, ich huste, mir wird schlecht…ich fahre zurück zum Bungalow und lasse die anderen zurück. Im Bungalow angekommen, kuschle ich mich wieder auf die Couch, mit meiner Feder- und einer Wolldecke, schaue fern und friere immer noch. Ein warmer Tee hilft auch nicht wirklich weiter und ich versuche zu begreifen, warum diesmal alles so anders ist. Ich grüble und grüble. Das bin ich ja gewohnt, in meinen Gedanken versunken zu sein, überlegend, was da die letzten Wochen passiert ist.

Kurz vor Ostern wurde ich von Frauke, meine Freundin und Musiklehrerin der Kinder, zum Gästegottesdienst in die Neuapostolische Kirche eingeladen. Ein Jahr zuvor hatte sie mich schon einmal eingeladen, da hatte ich abgesagt, aber diesmal hatte ich Lust mitzukommen und fand es schön. Die meisten in der Kirche kannte ich, sie waren Patienten in der Praxis, in der ich arbeitete, und dementsprechend wurde ich freudig und sehr warmherzig empfangen. Da hatte ich doch den Vergleich zu den Zeugen Jehovas, in deren Vereinigung ich hineingeboren worden war und 22 Jahre meines Lebens verbracht hatte, und empfand die Neuapostolische Kirche als sehr angenehm. Ich war interessiert, die Lehre zog mich in ihren Bann und das Herzliche zog mich magisch an. Also besuchte ich weitere Gottesdienste und schon nach kurzer Zeit hatten wir riesigen Anschluss bekommen. Hier eingeladen, dort eingeladen. Ich war überschwänglich, freudig und gut drauf, das fiel sogar in der Praxis auf.

Und da war Familie Roser, ein älteres Ehepaar, beide fast 65. Er war Vorsteher in der Gemeinde, die wir besuchten. Sie nahmen sich uns in besonderer Weise an. Doch zu Familie Roser gab es eine Vorgeschichte:

Frauke erzählte mir seit Jahren immer wieder Einzelheiten von dieser Familie. Da sie ein sehr einnehmendes Wesen hat und sich schnell mit Menschen

sehr eng anfreundet und daraufhin auch wieder ver-
kracht, habe ich so manche Dinge einfach nur ange-
hört. Sie wollte sich eben auch mal auskotzen und ich
bin das ja gewohnt. Sie erzählte, dass Herr Roser psy-
chisch erkrankt war. In diesen schweren Stunden war
sie rund um die Uhr da, doch aus irgendwelchen
Gründen, die sie mir zu dem Zeitpunkt noch nicht
anvertrauen wollte, kam es zu einem riesigen Krach.
Aufgrund dieses Streits musste Herr Roser in eine
psychiatrische Klinik und sie bekriegten sich ab da
nur noch.

Ausgerechnet diese Familie nahm sich nun uns an,
welch Grauen, denn Frauke war eifersüchtig ohne
Ende. Wir verheimlichten immer, wenn wir sonntags
bei Familie Roser eingeladen waren. Ehe ich mich ver-
sah, gehörten wir wie Tochter und Enkel zur Familie.
Mit deren drei Kindern, die alle in meinem Alter sind,
verstand ich mich prächtig, wir unternahmen viel
gemeinsam und ich fühlte mich wohl. Nun habe ich
endlich die Familie, nach der ich mich immer so sehr
gesehnt habe.

Kaum sind wir im Center Parc angekommen, ruft
Wolfi Roser, wir sind inzwischen per Du, an und sagt
mir, wie sehr er mich vermisse. Täglich überschüttet
er mich mit den liebsten SMS und seine Anrufe werden immer häufiger. Es ist ein richtig schönes Gefühl,
ich durfte solche Zuneigung weder mit meinem Vater

noch mit meiner Mutter erleben und genieße diese Aufmerksamkeit deshalb umso mehr. Mein Zustand verschlechtert sich allerdings zusehends und am Donnerstagabend beschließe ich, bereits früh am nächsten Morgen mit Kevin zurückzufahren, denn morgens ist mein Zustand noch am besten. Cindy fährt bei Freunden mit und mein Exmann kümmert sich solange um sie. Die Autofahrt ist anstrengend, doch ich schaffe es in drei Stunden nach Hause. Zu Hause! Endlich zu Hause! Nun wird es mir sicher bald besser gehen, denke ich, ich habe ja noch eine Woche Urlaub. Langsam erhole ich mich von dem Asthma und friere auch nicht mehr so sehr.

Am Montag darauf gehe ich dann auch wieder arbeiten, doch gut geht es mir nicht. Ich mache wie eine Maschine meine Abrechnung, funktioniere ohne Gefühle. Dienstag, während ich die Abrechnung postfertig mache, merke ich, ich bin am Ende. An der Sprechanlage kann ich kaum mehr meinem Chef antworten, er motzt schon, dass ich deutlicher reden soll und was denn mit mir los sei. Ja, was ist los mit mir? Wenn ich das nur wüsste. Ich klebe den Umschlag zu, erleichtert, die Arbeit für heute geschafft zu haben, laufe in den Flur um den Umschlag zur Post zu legen, und falle dort meinem Chef und der angestellten Zahnärztin halb ohnmächtig in die Arme. Nichts geht mehr. Und das passiert mir, die ich gerade zwei Fehltage in sieben Jahren hatte, die ich immer gelobt wurde, wegen meiner guten Leistung und meiner Beliebtheit bei den Patienten, und weil ich die Organisation der Praxis prima meisterte, es gab kaum Wartezeiten, obwohl die Patienten in Massen kamen. Ausgerechnet mir passiert das.

Eine Kollegin soll mich daraufhin zum Arzt fahren, ich muss schrecklich ausgesehen haben. Auf dem Parkplatz vor unserer Praxis steht Wolfi. Welch ein Zufall, er übernimmt mich und fährt mich zutiefst besorgt zum Arzt. Dort klappe ich wieder zusammen, kann nicht aufhören zu zittern und bin völlig hilflos, ich atme hektisch und bekomme eine Spritze und muss in eine Tüte atmen, damit ich aufhöre zu hyperventilieren. Langsam komme ich wieder zu mir. Was passiert da nur mit mir? Ich kann es gar nicht begreifen. Wolfi fährt mich nach dem Arztbesuch zu sich nach Hause, er möchte nicht, dass ich alleine bin. Doch wohl fühle ich mich auch dort nicht. Warum? Keine Ahnung. Am späten Nachmittag bitte ich dann eindringlich darum, nach Hause zu dürfen, ich möchte für mich sein. Wolfi hat Cindy inzwischen von der Schule abgeholt, Kevin kommt sowieso erst um vier nach Hause, also möchte ich heim.

Endlich zu Hause. Ich fühle ich mich wohler. Irgendwie bekomme ich den Tag rum. Doch am nächsten Morgen folgt das gleiche Drama, mir wird schwindlig, schlecht, ich habe Schweißausbrüche, ich friere, der Arzt muss kommen. Wieder eine Spritze, dazu nun Tabletten, Normoc. Keine Ahnung, was das genau ist, ich schlucke alles, es muss mir doch schnell wieder besser gehen, ich werde gebraucht. Die Praxis, die Kinder, und, und, und…ich muss funktionieren. Ich schlafe viel, komme aber einfach nicht zu Kräften. Nach dem der Arzt am Freitag ein drittes Mal kommen muss – ich konnte nicht einmal mehr alleine auf die Toilette – sagt er, dass es so nicht weitergeht. Er spritzt mir wieder ein Beruhigungsmittel und erklärt mir, dass ich wohl ein Burn-out-Syndrom habe und dass es besser sei, wenn er mich in die psychiatrische Klinik einweist, denn meine Lebenslust habe schließlich auch den Nullpunkt erreicht. Inzwischen ist Wolfi hinzugekommen, er beruhigt mich, sagt, es sei das Beste für mich, er und seine Frau würden sich um die Kinder kümmern und er wäre auch schon in dieser Klinik gewesen, das habe ihm gut getan. Wehren kann ich mich sowieso nicht, also ruft der Arzt in Hirsau an und kündigt mich dort an.

2

Am frühen Abend erreichen wir die Klinik. Ich kann es kaum fassen. Hirsau war bei uns Jugendlichen immer verschrien, im Scherz sagte man das eine oder andere Mal, wenn du so weitermachst, dann kommst zu den Irren nach Hirsau.

Hirsau, die Irrenanstalt. Und ich mittendrin. Meine Güte, was passiert da nur mit mir.

Ich werde von einem netten Pfleger auf mein Zimmer auf der Station 31 gebracht, ein Arzt komme später und schaue nach mir, sagt er, ich solle jetzt erst einmal in Ruhe auspacken und ankommen. Staunend über die schöne Gegend stehe ich am Fenster, Tränen laufen mir übers Gesicht, was ist nur passiert? Warum musste ich so tief sinken? Bin ich etwa verrückt? Warum weist mein Arzt mich ein? Ich habe ihm immer vertraut und schon das ein oder andere aus meinem schweren Leben erzählt, warum denkt er ich sei verrückt und müsse nach Hirsau? Die Tränen wollen nicht enden. Bin ich nun auch noch eine Heulsuse? Ich zeige niemals Tränen, nicht ich. Also Kontenance Susanne, halte die Stellung. Schnell wische ich die Tränen weg, besinne mich, packe meine zuhause schnell gepackte Tasche aus und lege mich auf mein Bett. Mit mir im Zimmer sind noch zwei Frauen, ob die auch verrückt sind? Womöglich rennen die nachts mit einem ich-kann-mich-damit-nicht-umbringen-stumpfen Messer auf mich los, oh Gott, wo bin ich gelandet? Ich habe doch immer funktioniert, was ist nur geschehen?

Mein Handy klingelt, eine flüsternde Stimme erklingt am anderen Ende, es ist Wolfi. Er haucht leise: ich kann nicht so laut reden, Rosa ist oben, ich vermisse dich und ich liebe dich… Hm, ich liebe dich…ich bin also doch verrückt. Wie kann ich es zulassen, dass ein verheirateter, 65-jähriger Mann sich in mich verliebt? Ich bin verrückt! Ich bin es wirklich!

Ein Klopfen an der Tür rettet mich aus meinen ich-bringe-mich-lieber-um-Gedanken. Ein netter junger Arzt stellt sich mir vor, er sei nur der notdiensthabende Arzt, da es Freitagabend sei und man mit mir deutlich früher gerechnet habe. Ja, stimmt, mein Arzt hatte bereits um halb eins in Hirsau angerufen, doch Wolfi und Rosa bestanden darauf, dass ich noch mit zu ihnen gehe und flugs einen selbstgebackenen Kuchen bei ihnen esse. Dass es inzwischen halb sechs geworden ist habe ich nicht bemerkt, ich bekam ja auch eine die-ist-für-Verrückte-Beruhigungsspritze. Da ist mir ohnehin alles egal. Der Arzt sagt, er werde mich von dem Normoc auf ein anderes Valium setzen und später müsse man davon unbedingt wegkommen, denn das mache abhängig. Mir doch scheißegal, ich schlucke was ihr wollt, ich will hier raus!

Der Pfleger macht mich noch mit der Station vertraut. Er führt mich den langen Gang entlang und ich staune, auf dieser Station müssen so an die 40 Verrückte sein. Ich schaue in das Esszimmer, wo alle einträchtig zusammensitzen, mich freundlich grüßend angaffen, um dann schnell wieder ihr Brot in die Backen zu stopfen. Hm, Verrückte sehen eigentlich gar nicht aus wie Verrückte, sicher sind die alle ruhig gestellt durch abhängig machende Medikamente, ja, so muss es sein.

Der Pfleger ruft bereits ein zweites Mal meinen Namen, als ich bemerke, dass ich mal wieder meine Gedanken habe schweifen lassen. Aufmerksam, jedenfalls tue ich so, folge ich ihm. Kapiert habe ich nichts, diese Normoc sind schon tolle Medikamente, da hat man so eine leck-mich-am-Arsch-Stimmung, die einen rund um die Uhr grinsen lässt. Ich glaube, wenn der Pfleger mir jetzt sagen würde, dass er mich hasst, würde ich genauso grinsen wie wenn er sagen würde, dass er sich in mich verliebt hat. Was soll's, ich bin eben verrückt. Am Ende gehe ich vielleicht auch mit einem stumpfen Messer auf andere los, vielleicht sollte ich mir sicherheitshalber eines mit aufs Zimmer nehmen, zum Schutz, man weiß ja nie…

„Frau Küppers!" …ja, ich komme ja schon. Ich lalle und schwanke, komme aber doch im Behandlungszimmer an. Der Pfleger braucht noch ein paar Daten von mir. Wie soll ich denn jetzt noch wissen, wer oder was ich bin…was denkt der bloß? Die Normoc machen mich doch nicht allwissend, gerade so bekomme ich noch die Adresse von meiner Freundin als Ansprechpartnerin zusammen, bei der Telefonnummer hört es dann schon auf, soll er doch im Telefonbuch schauen. Ich will heim!

Die Nacht ist anstrengend, zu dritt in einem Zimmer, wie in einer Zelle – so stelle ich mir das jedenfalls vor – die eine redet im Schlaf, die andere schnarcht... Ach Gott, was bin ich verrückt, da liege ich in Hirsau in der Irrenanstalt im Bett. Die Nachtschwester schaut immer wieder besorgt zu mir rein. Irgendwann ist es ihr dann doch zu blöd und sie besteht darauf, dass ich ein Schlafmittel nehme, ich müsse schließlich wenigstens ein paar Stunden schlafen.

Es ist sieben Uhr, unsanft werde ich geweckt, man warte auf mich im Esszimmer. Bah, ich will nicht bei den Verrückten essen, bitte, bitte nicht. Der Pfleger lässt sich von meinem Gejammer beeindrucken und bringt mir das Essen aufs Zimmer. Puh, noch mal Glück gehabt. Wenig später kommt der notdiensthabende Arzt zu mir und fragt, wie es mir geht. Prächtig, kann ich nun wieder heim? Warum lacht der nur? Ich fand das gar nicht so lustig, ich will wirklich heim. Doch schnell merke ich, warum er lacht. Ich kann kaum laufen, jede Bewegung ist verlangsamt, wie in Zeitlupe, und ich falle erschöpft auf mein Bett. Eigentlich bekomme ich von dem Wochenende nicht viel mit, jedenfalls schlafe ich die meiste Zeit, und wenn ich nicht schlafe, schlucke ich meine mir-ist-jetzt-alles-egal-Pillen und schlafe weiter.

Am Montag wird der Pfleger dann doch etwas ungehalten und zwingt mich, im Esszimmer zu essen. Auch das Argument, dass ich doch gar keinen Hunger habe hilft nichts, ich muss. Mitten rein in die verrückte Löwenrunde, alles giert, alles schaut, oh nein, ich will nicht. Mir wird übel, schwindelig, ich bekomme Schweißausbrüche und lande prompt in den Armen zweier Pfleger, welche mich in mein Bett bringen. Das war wohl noch zu viel, murmeln sie, und ich schlafe ein.

Mitte der Woche habe ich mich langsam an die Meute gewöhnt, die Zimmergenossinnen sind eigentlich gar nicht so verrückt. Mit der einen unterhalte ich mich schon ein wenig und sie ist ganz nett. Sie wollte sich umbringen, will nicht mehr leben, hat erwachsene Kinder, einen lieben Mann, ist in einer evangelischen Gemeinde liebevoll integriert und im Prinzip stimmt alles, und doch will sie nicht mehr leben. Sie weiß nicht warum. Das sind Schicksale, denke ich so für mich. Die andere ist etwas jünger als ich, verheiratet, hat irgendeine Krankheit, von der sie nicht reden will, möchte gerne Kinder, kann aber keine bekommen.

Wieder so ein Schicksal, geht's mir gut...ich will heim!

Inzwischen habe ich nun auch eine Psychologin zugewiesen bekommen, und sie versucht, meinem seelischen Zusammenbruch auf die Schliche zu kommen. Bah, der erzähle ich doch nicht alles, was denkt die denn? Ich erzähle doch nie etwas, nicht einmal meinen Freunden, und dann ihr? Einer Fremden? Ha, da hat die sich aber geschnitten, ich will nur meine Highmacher Normoc, schlafen und schnell wieder auf die Beine kommen und arbeiten gehen.

Mehrmals täglich ruft Wolfi an und beteuert mir seine Liebe. Irgendwie wird mir das zu viel, aber ich darf nicht undankbar sein, schließlich betreuen er und seine Frau meine Kinder. Das Essen im Esszimmer klappt inzwischen ganz gut, ich freunde mich an, mir geht es zunehmend besser und ich merke, wie mein Clown nach zwei Wochen schon wieder in mir auflebt. Da sitze ich zwischen einer Horde von eigentlich ganz normalen Verrückten und mache Späße, über die sich die anderen biegen vor lachen. Die Rolle gefällt mir, sie tut mir gut, sie lachen, ich werde gemocht und anerkannt und so kann das auch weitergehen.

Die Psychologin versucht immer wieder, mich in ihre Fänge zu bekommen, sie fragt mich, was das Clowndasein mit mir macht. Na was wohl, ich bin lustig, kann lachen, es geht mir verdammt gut. Nur nachts, da weine ich stumme Tränen und weiß eigentlich nicht, warum. Nachts kommen die grässlichen ich-will-nicht-mehr-leben- und ich-fahre-mit-dem-Auto-gegen-einen-Baum-Gedanken. Nachts ist es fast unerträglich. Ich habe Bilder vor Augen, die ich nicht sehen will, und es wird von Nacht zu Nacht schlimmer, unerträglicher. Die Schlaftabletten helfen schon nicht mehr und die Normoc sind auch schon zur Gewohnheit geworden. Das gefällt mir gar nicht. Tagsüber bin ich pausenlos gut drauf, reiße meine Witze. Nur so kann ich die Filme verhindern, die vor meinem inneren Auge ablaufen. Doch nachts, da will keiner über mich lachen, da schlafen alle und ich kann einfach nichts machen gegen die Bilder. Sie überrennen mich und ich habe das Gefühl, es wird stetig schlimmer anstatt besser.

Ein Pfleger, der sich meiner ganz lieb angenommen hat, nimmt mich einmal zu Seite und sagt, er sehe, dass hinter der Clownsmaske eine schrecklich verletzte Seele sei und ich solle mich dem stellen und es nicht verdrängen. Verdammt, was weiß der denn schon, ich verdränge mein Leben lang, warum sollte ich das jetzt auf einmal nicht mehr machen? Nur weil die Psychos neugierig sind und mich als gefundenes Fressen sehen? Nicht mit mir, ich will heim!

Nach drei Wochen erklärt mir meine Psychologin, dass es drüben im Haupthaus eine spezielle psychotherapeutische Station gibt. Dort sind nur Patienten mit Störungen aufgrund von Traumata und nicht auch Alzheimerpatienten und andere Fälle. Sie sei der Meinung, ich solle dorthin und mich einer speziellen Therapie unterziehen.

Ich werde zu einem Vorstellungsgespräch bei der dortigen Chefärztin geladen, die mir dann alles genau erklärt. Die Frau ist klasse, sie bekommt in einer halben Stunde mehr aus mir heraus als die andere Psychologin in drei Wochen. Ich erzähle ihr von den Filmen, sie erklärt mir, dass das Flashbacks seien, die durch schwere Störungen in der Kindheit verursacht werden. Kindheit...oh nein, darüber will ich nicht reden. Sie erklärt mir, dass die Behandlung auf der Station 1 A etwa drei bis sechs Monate dauern wird. Das ist ein Schock. Ein Gefühl der Ohnmacht macht sich in mir breit, drei bis sechs Monate, das ist eine Ewigkeit...meine Kinder...

Als ich mit meinem Exmann über die mögliche Behandlung spreche, redet er mir gut zu, ich solle es machen, schließlich sei viel aufzuarbeiten und er würde sich schon um die Kinder kümmern. Bis er Urlaub habe seien meine Freunde alle zusammen bereit, die Kinder zu betreuen. So, ich werde also nicht mehr gebraucht, einfach ersetzt...

Das ist dann erst einmal zu viel für meinen verrückten Kopf. Ich sitze in meinem Zimmer in Hirsau, schreibe Abschiedsbriefe an meine Kinder und plane meine Flucht und meinen Selbstmord. Doch die Rechnung habe ich ohne die Stationsschwester gemacht. Sie überrascht mich und stellt mich zur Rede, sie schaut in meine Schublade, sieht das Taschenmesser, die Abschiedsbriefe an meine Kinder, und schlägt sofort Alarm. Scheiße…

Eine Odyssee beginnt. Man droht mir mit geschlossener Abteilung, und, und, und…ich nehme brav meine Medikamente und schlafe meinen Selbstmordplan aus. Am nächsten Morgen ist mir eines klar geworden, ich muss eine Therapie machen, ich bin verrückter als ich gedacht habe.

3

Der Umzug auf die Station 1 A ist schwer. Die Mitpatienten der Station 31 haben mich nur schweren Her-
zens gehen lassen, und die neue Station ist so groß, so
anders, so fremd.

Ich beziehe mein Zimmer, das ist schön, nur noch
zu zweit, ein Fensterplatz mit Blick auf das Gelände,
das so herrlich ist. Die Wälder umranden die Klinik,
ein Gelände das riesig ist, beinahe endlos erscheint.
Inzwischen genieße ich das Hier sein, allein der Natur
wegen. Ich laufe täglich meine Runde durch das Gelände, etwa eine Stunde kann man hier laufen ohne
wieder den Ausgangspunkt zu erreichen. Es ist herrlich. Es ist Juni und warm und die Luft ist so klar, wie
ich sie lange nicht mehr gerochen und genossen habe.
Für so etwas hatte ich nie Zeit.

Nach der Trennung von meinem Exmann 1997 arbeitete ich sofort in Vollzeit, damit er keinen Unter-
halt für mich zahlen musste. Die Kinder gingen in den
Kindergarten und wurden mittags von einer Tagesmutter betreut. Erst 2000, als Cindy in die Schule kam,
stellte ich meinen Chef vor die Wahl: entweder ich
gehe, oder er bietet mir einen Job an, in dem ich nur
am Vormittag und an zwei Nachmittagen die Woche
arbeiten muss. Zu meinem Erstaunen bot er mir diesen Job an, sagte, das Gehalt bliebe so wie es ist, ich

würde hervorragende Arbeit leisten und sei das wert. Nun mussten die Kinder nur noch Montag- und Dienstagnachmittag zu einer Tagesmutter, an den anderen Tagen war ich ja zu Hause. Doch an diesen Tagen war ich die Taxi-Mami, vom Fußballtraining meines Sohnes zum Tanztraining meiner Tochter, zur Kirche, zu den zahlreichen Kaffeeklatschmittagen der ich-bin-Hausfrau-und-habe-viel-Zeit-Frauen, zum Handballtraining beider Kinder, natürlich nacheinander, nicht gleichzeitig. Am Wochenende nehme ich als Animiermami an Aktivitäten bei Fußballspielen und Handballspielen teil, das Kuchen backen wird vorausgesetzt und der Verkaufsstand muss auch von einer freiwilligen Mami besetzt werden, ich melde mich natürlich freiwillig, meine Kinder sollen ja stolz sein, um dann festzustellen, dass schon wieder Montag ist und ich den ganzen Tag arbeiten muss. Wenn die Kinder dann abends im Bett liegen, bin ich platt. Dann ist es halb neun und ich koche noch vor und bügle und wasche und räume auf, da die Kinder nicht dabei sind, wie es sich gehört, damit sie nicht vernachlässigt werden. Und ich habe keine Zeit, mir was Gutes zu gönnen. Wie denn auch, das gehört sich ja nicht, die Kinder sind Wunschkinder und erfordern meine ganze Aufmerksamkeit, wenn sie einst groß sind, dann habe ich genug Zeit für mich. Auch Männer haben kein Glück bei mir, sobald sie das große wir-ziehen-zusammen-und-heiraten-Gerede aufziehen beende ich

26

die Beziehung schnell, wir brauchen keinen Mann, wir sind alleine glücklich!

Und nun bin ich hier, in der Irrenanstalt in Hirsau, und genieße mich und die Natur und stelle fest, dass es schwer ist, mich so alleine auszuhalten. Irgendwie kenne ich mich eigentlich gar nicht. Nach und nach stelle ich fest, dass das bisherige Gerede über die Irrenanstalt nicht stimmt. Natürlich gibt es hier auch von Verfolgungswahn Geplagte, aber der überwiegende Teil der Menschen hier ist depressiv und hat Schlimmes erlebt.

Auf der Station 1 A tue ich mich schwer. Alle sind miteinander verschworen und hocken im Raucherzimmer und ich, seit vier Jahren Nichtraucherin, bin fast alleine im Nichtraucherzimmer, genannt Wohnzimmer. Ich bin einsam. Meine Ärztin Frau Gutfrau ist eine ganz liebe Person, ich denke, mit ihr kann ich. Das Personal ist gemischt, da gibt es Feldwebel, ganz Liebe, wieder andere schauen, als wollten sie sagen, geh lieber zum Kollegen, der kann das besser…ich fühle mich fremd. Mein Clown will doch auch irgendwo leben. Aber wo? Ohne ihn fühle ich mich einsam, nackt…ich halte es hier nicht aus.

Der Tagesplan auf der Station ist heftig. Bereits um 7.20 ist Morgenrunde. Da sitzen alle einträchtig gähnend dem Personal gegenüber. Die große Frage des

Personals: „Was steht von Ihrer Seite an?", ein Gähnen antwortend werden wir in einen „schönen Tag" geschickt. Von 7.30 bis 8.15 ist Frühsport bei Feldwebel Frau Kanne. Eine ganz Liebe, wenn man ihr liegt, wenn sie einen mag und wenn man sich für ihren Hochleistungssport begeistert. Ich bin ein braves Mädel, lächle immer, keuche nur verdeckt, und renne und mache was das Zeug hält, nur um von ihr ein „Toll, Frau Küppers" zu erhaschen und gemocht zu werden. Die völlig Unsportlichen legen sich permanent mit ihr an und werden von ihr gefoppt, das könnte ich nicht ertragen. Also schön brav mehr leisten als ich kann, dann ist alles gut.

Nachdem ich nun zwei Wochen hier bin, fühle ich mich immer einsamer. Ich erzähle Frau Gutfrau, dass ich hier weg will, das Einsame nicht aushalte und Heimweh habe, doch zu meinem Entsetzen redet sie mir nicht bestätigend zu, sondern sagt, sie sei quasi der Anwalt der Klinik und versuche mir klar zu machen, dass der Aufenthalt wichtig für mich sei. Äh, hab ich da was verpasst? Ich will heim!

Frau Gutfrau redet mir zu, in der Morgenrunde doch mal zu sagen, dass ich im Wohnzimmer einsam bin, vielleicht kommen ja dann ein paar der Raucher ab und zu mal rüber. Ich und etwas fordern? Wie denn, ich mache doch so etwas nicht! Ich doch nicht!! Aber das Personal ermutigt mich ebenfalls…also gut, Augen zu und durch, irgendwas wird schon über meine Lippen kommen. Und dann kommt der Morgen, ich sitze da, mein Herz klopft bis zur Decke, ich bin hochrot, mit piepsiger Stimme enthuscht mir ein verzweifeltes „ich bin so einsam im Wohnzimmer, ihr Raucher könntet doch auch im Wohnzimmer fernsehen, wenn ihr mir nicht helft, dann schaffe ich das hier nicht…" Oh Gott, wie peinlich, was stammle ich da für wirres Zeug, das wollte ich doch gar nicht sagen, aber wie sollte ich es auch anders machen. Ich habe nie gesagt, was ich mir wünsche…

Das Ende vom Lied ist, dass sie über mich schimpfen und mich natürlich missverstehen und so entsteht das perfekte Chaos. Ich bin noch einsamer und nur wenige geben mir trotzdem eine Chance, sehen, dass ich doch niemandem etwas Böses wollte, sondern nur zu doof war zu sagen, was ich will und empfinde.

Die Pein ist noch nach zwei Wochen vorhanden, aber das Tagesprogramm mit Musiktherapie, Gruppen- und Einzeltherapie, Pflegegesprächen etc. ist so intensiv, dass ich sowieso kaum Zeit habe, darüber nachzudenken.

4

Frau Gutfrau hat meine Normoc abgesetzt und mich auf Cipralex und Doxepin umgestellt. Ich bin nicht mehr benommen und spüre mich sehr genau. Frau Gutfrau kramt heftig in meiner Vergangenheit herum und irgendwann hat sie es auch geschafft, ich erzähle ihr von meinem Leben. Ich erzähle von den Bildern, die ich immer vor mir sehe.

Da sehe ich mich als fünfjähriges Mädchen in Konstanz, im Treppenhaus der alten Wohnung, ein Nachbarjunge zwängt mich zum wiederholten Male ans Geländer und zwingt mich, ihm in die Hose zu fassen, sein Glied, das eklig hart ist, anzufassen und er berührt mich, das tut schrecklich weh, wenn er so reibt. Er wird immer ekliger, stöhnt so komisch und irgendwann klebt dann an meiner Hand so dreckiges, stinkendes grau-weißes Zeug dran. Er erpresst mich, wenn ich etwas sage, dann sperrt er mich in den Keller, niemand würde mich finden, dafür sorge er.

In einem anderen Bild sehe ich, wie meine Mutter mir, immer wenn ich auf Bäumen klettere, was ich leidenschaftlich gerne gemacht habe, damit droht, mich in den Keller zu sperren, bis ich mich wieder benehme wie ein Mädchen. Wahrscheinlich hatte ich deshalb so panische Angst vor dem Keller. Noch nie zu vor habe ich jemandem von diesem Übergriff erzählt.

Beim Erzählen schäme ich mich zugleich und es laufen das erste Mal ein paar Tränen über meine Wangen, wofür ich mich schon wieder schäme. Klar schäme ich mich dafür, schließlich bekam ich von meiner Mutter für jede Träne noch eine Tracht Prügel mehr, weinen verboten, schreien verboten, jammern verboten…und überhaupt war fast alles, was gut war, verboten. Bei den Zeugen Jehovas war viel verboten und noch dazu hatte ich diese strenge Mutter, also war fast alles verboten.

Die Stunde ist Gott sei Dank zu Ende, es war anstrengend, ich fühle mich ein wenig nackt, das erste Mal habe ich von Dingen erzählt, die seit 32 Jahren in mir schlummern.

Ich gehe in mein Zimmer und verkrieche mich erst einmal, denn mit verheulten Augen darf mich niemand sehen. Als die Bettnachbarin ins Zimmer kommt, ziehe ich die Decke über den Kopf, nur um meine Augen zu verdecken. Ich schäme mich dafür, dass ich geredet und geweint habe, ich habe mich gehen lassen, das darf mir nicht mehr passieren. Doch es kommt anders. Diese Psychologen sind wirklich perfekt im Ausfragen geschult und ehe ich mich versehen kann, sind wir bei einem weiteren Bild, das mich verfolgt, besonders in den Nächten.

Die Jahre bei den Zeugen Jehovas kommen immer wieder hoch, wie ich dort geschult und getrimmt wurde. Brav bei jeder Frage danach, warum ich keinen Geburtstag feierte, sagen „weil Jesus nur sagte, wir sollen seinen Tod feiern und nicht seine Geburt, und wenn wir seine Geburt nicht feiern sollen, dann steht uns nicht zu, unsere zu feiern". Kapiert habe ich das nie, aber ich musste so reden sonst wäre ich verschlagen worden. Das war dann auch das Thema der folgenden Gespräche. Wie habe ich die Zeugen erlebt. Auweia, ein heikles Thema, denn das zeigt alles, mein verkorkstes Leben, meine fehlende Kindheit und Jugend, fehlende Pubertät und Entwicklung, denn das alles wurde unterdrückt bis zum Gehtnichtmehr. Nicht nur, dass wir keinerlei Feste feierten, also keine Geburtstage, kein Weihnachten, kein Ostern, kein Pfingsten, keinen Mutter- oder Vatertag, einfach nichts. Schon früh wurden mir die Antworten eingetrichtert, die ich brav einem jedem zu sagen hatte, und womit ich gleichzeitig Zeugnis abzulegen hatte, wie man es dort nannte. Wenn in der Schule für Weihnachten gesungen wurde, musste ich still sitzen bleiben und durfte nicht mitsingen, wenn für ein Fest gebastelt wurde, musste ich irgendetwas basteln, was nichts mit dem Fest zu tun hatte, wenn „Happy Birthday" gesungen wurde bewegte ich die Lippen nicht, wenn gratuliert wurde, habe ich nicht gratuliert und wenn ich selber Geburtstag hatte, musste ich jedem, der mir gratulieren wollte, die Parodie davon herunterleiern, warum ich das nicht mochte. Und das schon ab dem Alter von drei Jahren, fortwährend. Ein Alptraum. In den Kindergarten durfte ich nicht, das waren ja damals kirchliche Kindergärten, darin hatte ich nichts zu suchen, wir sind Zeugen Jehovas und stellen uns gegen die Kirche. Das sind die Heiden, die Unchristen…

In der Schule war ich bereits von der ersten Klasse an Außenseiter, und in der fünften Klasse fing es an, dass ich nur noch gehänselt wurde. Ich war eben anders als die anderen. Ich wurde geschlagen, getreten, geprügelt, ausgelacht, verspottet, es war der blanke Horror, niemand mochte mich leiden, und das bis zum Ende meiner Schulzeit. Ich war Verhaltensauffällig und meine Mutter erzählte den Lehrern immer irgendeine verlogene Story warum ich so sei, nur um nicht zugeben zu müssen, dass sie mich daheim misshandelte.

Das fing bereits sehr früh an, indem sie mich ständig für Dinge strafte, die ihr zu anstrengend waren. Ich wollte so gerne mit ihr spielen, sie schloss mich im Kinderzimmer ein, wo ich stundenlang alleine spielen musste. Und in der Versammlung der Zeugen Jehovas, die dreimal die Woche stattfand, musste ich immer aufrecht brav und lächelnd sitzen und davon schwärmen, was für eine tolle Mama ich habe. Mein Vater war ebenfalls ein dreihundertprozentiger Zeuge

Jehovas, auch er befand die Strenge für gut. Vertrauen? Ha, dass ich nicht lache, das kenne ich quasi nicht. Vertraue dir selber, dann lebst du gesund, nur so konnte ich überleben. Mein Vater hatte eine eigene Kfz-Werkstatt, und in der konnte ich ab und zu mithelfen und den Qualen zu Hause entfliehen. Doch als ich zwölf war, verließ mein Vater das Zuhause wegen einer anderen Frau, jedenfalls sagte das meine Mutter. Da fing dann das Leiden erst richtig an.

Mit acht hatte ich noch einen Bruder bekommen, der war das Lieblingskind meiner Mutter. Er machte alles tadellos, war brav, gehorsam, benahm sich ordentlich…nur ich nicht. Mich nannte meine Mutter Teufelsweib und Satansbrut. Irgendwann reichten meiner Mutter die Schläge nicht mehr und sie fing an, die Ältesten, die Amtsträger der Zeugen Jehovas, auf mich zu hetzen. Sie erzählte ihnen irgendwelche fadenscheinigen Schauermärchen über mich, von wegen, dass ich rauchen und mit den Jungs rummachen würde und ich musste nun regelmäßig vor dem Ältestenkomitee erscheinen. Dort saß ich an der Stirnseite eines langen Tisches, um mich herum fünf bis sieben Älteste, die mich zur Rede stellten. Sie glaubten mir meine Geschichte nicht und straften mich mit Worten und öffentlichen Rügen. Ich wurde wie eine Aussätzige behandelt und meine Mutter erfreute sich daran. Sie hasste mich abgrundtief und ließ es sich auch nicht nehmen, mir das tagtäglich zu sagen. Zu allem Überdruss fing sie dann auch noch das Saufen an und wurde zur Alkoholikerin, was natürlich niemand erfahren durfte, schon gar nicht die Zeugen, denn das war ja verboten. Also wurde ich zum Schweigen geprügelt, mit Kochlöffeln, ohne Ende. Als sei das noch nicht genug, bekam ich bald jeden Tag morgens, mittags und abends Prügel mit dem Kochlöffel am ganzen Körper, rein prophylaktisch, wie sie sagte, damit ich nicht aufmucke. Gemuckt? Das habe ich nie, ich durfte nicht, ich durfte nicht jammern, nicht weinen…aber das erwähnte ich ja schon.

Schon mit zwölf hatte ich die ersten Selbstmordgedanken, denn ich hatte einfach niemanden, der mir half. Mein Vater war spurlos verschwunden und meine Mutter wollte auch nicht, dass ich Kontakt mit ihm habe. Jedenfalls erzählte ich das alles meiner Therapeutin und sie wunderte sich über meine Gelassenheit beim Erzählen. Ich wunderte mich ehrlich gesagt auch, aber so war es mir lieber, als wieder vor Scham unter die Decke ziehen zu müssen.

Die Stunde verging wie im Flug und ich ging wieder auf mein Zimmer und zog doch wieder die Decke über den Kopf, denn ich erzählte Dinge, die ich doch nicht erzählen darf. Warum schweige ich plötzlich nicht mehr? Warum funktioniere ich nicht mehr? Warum kann ich auf einmal nicht mehr verdrängen, was doch die ganzen Jahre über nicht vorhanden war?

Warum kommt heute alles zum Vorschein, Dinge die ich gar nicht mehr sehen will? Dinge, die mir wehtun, die mir plötzlich im Bewusstsein sind, als wäre es gestern gewesen? Der Zustand wird immer unerträglicher und ich kann nicht mehr anders, ich gehe in den Wald, wie so oft, ziehe meine Hose hoch und ritze meine Beine blutig. Ah, das bringt Erleichterung, das Blut, die Reinheit, der Schmerz, ich bin ich…

Als das Blut aufhört zu rinnen, ziehe ich die Hosenbeine wieder runter und gehe zurück in mein Zimmer. Ich nehme für den Rest des Tages an nichts mehr teil und verbarrikadiere mich in meinem Zimmer.

Die Ärztin kommt und bestimmt ein stündliches Setting beim Personal. In jeder Schicht muss ich mich nun einmal melden und sprechen. Bei guter Führung bekomme ich das erweitert. Kotz. Ich soll sprechen? Ich will aber nicht, es tut so weh, ich mag die nicht, ich will nicht. Aber ich funktioniere, maschinengesteuert, erzähle, dass es mir gut geht und verschwinde wieder. Brav gemacht, Susanne.

Inzwischen kommt Wolfi fast täglich zu mir. Er fährt immer mit dem Auto bis zum großen Parkplatz, bestellt mich dorthin, lädt mich in sein Auto und wir fahren in den nahe gelegenen Wald…

Erschöpft erscheine ich jedes Mal zurück auf der Station, niemand weiß etwas, sie denken, ich war spazieren. Sollen die doch denken, was sie wollen. Ich sage nichts.

Mein Zustand verschlechtert sich immer mehr. Ich merke, wie sich die Ärztin und das Personal darüber wundern.

In der nächsten Einzelstunde redet die Ärztin mit mir über meine Mutter und darüber, wie ich es dort ausgehalten habe.

Wie ich das ausgehalten habe? Ich musste einfach. Wie ich das überlebt habe, das kann ich ihr nicht erzählen, nein, das weiß niemand, das sage ich niemandem, sonst komme ich in die Geschlossene, weil sie mich für verrückt halten. Nein, nein und nochmals nein.

Ich erzähle ihr von den sexuellen Übergriffen meines Opas, der mir immer seine eklige Zunge in den Hals steckte, meine Brust begrapschte und meine Hand unterm Tisch auf seinen harten Schwanz legte. Der Mann war über 70, aber das Scheißding funktionierte immer noch. Zum Glück bekam Mutti irgendwann einen solchen Krach mit Opa, dass wir nicht mehr zu ihm fuhren. Das war meine Erlösung. Doch dann kam ein Nachbarjunge auf die Idee, mir im Keller aufzulauern. Ich musste regelmäßig in den Keller gehen, denn wir heizten mit Öl. Und immer, wenn ich mit der Ölkanne runter musste, lauerte Andreas mir auf. Es war der Horror für mich. Und Mutti denkt noch heute, ich wäre einfach faul gewesen. Er zwang mich, mit ihm Petting zu machen und irgendwann klemmte sein ekliges Ding zwischen meinen Beinen. Wir waren zwölf und sein Ding war zum Glück noch nicht so groß, daher tat es nicht so weh wie bei den anderen…

Für mich gehörte es irgendwie zum Leben dazu. Ich war anders als die anderen, ich wurde gehasst, ich wurde geschlagen, egal von wem, einfach jeder durfte es. Also war es auch normal zu schweigen, weil ich sonst noch mehr gestraft wurde. Ich musste auch sexuell funktionieren, wurde ich auch nicht zu Hause aufgeklärt, so haben mir das meine Peiniger am lebenden Modell gezeigt. Immer das Gleiche. Eklige Schwänze die ekliges weißes, klebriges Zeug in meine Hände, in meinen Mund oder auf meine Klitoris spritzten. Ich schämte mich, weil es mir keinen Spaß machte. Irgendwann las ich heimlich die Bravo und ich war entsetzt darüber, dass dort stand, Sex mache Spaß. Oh Gott, ich bin noch weniger so wie die anderen. Und Selbstbefriedigung? Oh nein, das war verboten, bei den Zeugen und bei meinen Eltern. Ich weiß noch, wie ich vielleicht zehn Jahre alt war und Untersuchungen an mir selbst vornahm. Meine Mutter erwischte mich, stellt mich bloß und ich musste splitterfasernackt auf dem Schoß meines Vaters liegen und bekam mit der blanken Hand den Popo voll. Ich schämte mich so sehr…

Die Ärztin fragte mich, ob meine Mutter denn nichts gemerkt habe, von Opa und Andreas. Das mit Opa merkte sie nie und das mit Andreas…sie war der Meinung, dass ich mit ihm rumknutsche weil ich mich in ihn verliebt habe und schlug mich dafür, ich wurde vor das Ältestenkomitee gezerrt und bestraft. Ich wurde als Hure und Nutte tituliert und musste Buße tun…was in Dreiteufelsnamen ist Verliebtheit?

Meiner Mutter war das allerdings noch nicht genug. Eines Tages empfing sie mich nach der Schule zu Hause, befahl mich in mein Zimmer, und sagte, ich solle mich splitterfasernackt ausziehen und mit gespreizten Beinen auf das Bett setzen. Ich schämte mich, es war so peinlich, doch ich bekam so viel Prügel, bis ich endlich tat wie sie befahl. Sie kniete mit einem Löffel und einer Taschenlampe vor mir nieder und untersuchte mich, um zu sehen, ob ich noch Jungfrau sei. Ich glaubte ernsthaft, dass sie das sehen könnte und schämte mich ohne Ende.

Nun wurde ich wieder vor das Komitee gezerrt. Sie sagte, sie sei mit mir beim Frauenarzt gewesen und der habe gesagt, dass ich entjungfert sei. Vorehelicher Geschlechtsverkehr ist bei den Zeugen Jehovas verboten. Also wieder Rüge, Rüge und nochmals Rüge und dann wieder Prügel, Prügel, und nochmals Prügel. Mein Rücken war übersät von Narben und Striemen, aber das sah niemand. Ich hätte es auch nie jemandem gezeigt. Damals war man noch nicht so

x

weit, dass man muckte, da machte jeder die Augen
zu…

Puh, die Stunde ist überstanden. Sie war wieder mehr
als anstrengend. Bei solchen Erzählungen die Kontenance zu behalten fällt schwer und ab und zu rinnt
eine Träne die Wange herunter. Dann muss ich mich
erst wieder sammeln, um weiterreden zu können.

Die Medikamente lassen mich jetzt wenigstens
schlafen, dafür kommen die Flashbacks tagsüber in
allen möglichen Situationen und überrollen mich. Ich
bin machtlos. Als ich meiner Ärztin davon erzähle,
sagt sie, ich solle dem Personal davon berichten, aber
ich kann das nicht. Sie meint, ich solle mich in der
Gruppentherapie öffnen, aber ich kann das nicht. Da
ist ein Berg vor mir, den ich nicht zu erklimmen wage,
ich habe Höhenangst. Das schaffe ich nicht.

Ich glaube, ich bin doch verrückt und mein Leben
wird nie mehr so werden wie es mal war.

Es war perfekt, jedenfalls glaubte ich das. Ich funktionierte perfekt, so ist es wohl richtiger ausgedrückt.
Doch wenn ich auf meine berufliche Laufbahn zurückblicke, so bin ich immer wieder an zickigen Weibern gescheitert, die versuchten, sich gegenseitig auszutricksen, indem sie üble Nachreden verbreiteten.
Und mittendrin stand dann immer ich, diejenige, die
am wenigsten dazu sagte. Und die traf es am meis-

ten…vielleicht hätte ich irgendwann zum Gegenschlag ausholen sollen, aber wie? Wenn ich es gar nicht mehr aushielt, flippte ich aus, doch dann war bereits alles zu spät, denn dann spuckte ich mit verbalen Tiefschlägen nur so um mich. Ich, die ich immer so unscheinbar war, fröhlich, clownesk, konnte solche Ausdrücke von mir geben. Und meistens gerade dann, wenn es am wenigsten angebracht war, und wenn es angebracht war, schwieg ich. Versteh da einer die Welt. Also doch verrückt. Ich wusste doch immer, dass ich anders bin, ich muss wohl verrückt sein.

Die Musiktherapie bringt mich jedes Mal an meine Grenzen. Die meisten lieben es, auf der Trommel herumzuballern, doch ich hasse diese Schläge. Ich halte mir jedes Mal krampfhaft die Ohren zu, kauere im Eck und oft laufen die Tränen, ich schäme mich und schweige. Bis die Stunde dann endlich vorbei ist. Die nächsten Stunden laufen immer wieder so ab. Nur wenn mal harmonische Instrumente zum Zuge kommen fühle ich mich im Eck mit meiner Harfe wohl. Warum das so ist, verstehe ich selber nicht. Ich bin eben verrückt. Und wenn ich dann dem Personal sage, dass ich mich für verrückt halte, dann sagen die immer das Gegenteil. Ich sei nur schwer traumatisiert und das sei normal. Dass ich nicht lache, schwer traumatisiert, normal…ich muss verrückt sein.

5

Wolfi kommt wie so oft und holt mich ab, doch an diesem Tag ist alles anders. Ich fange an zu rebellieren. Signalisiere, dass das, was wir da machen, nicht okay ist. Ich liebe ihn wie einen Vater (den ich schmerzlich vermisse, er starb urplötzlich im Jahr 2000), er mich aber wie eine Frau. Und er ist verheiratet. Doch er umgarnt mich wie eine Spinne, ich funktioniere wieder. Als es vorbei ist steige ich hektisch aus dem Auto aus, denn in zwei Minuten fängt die Musiktherapie an. Diesmal kann ich meine Tränen nicht mehr verbergen, es kommt einfach so über mich und ich kann nichts tun. Die anderen hören sofort mit dem Trommeln auf. Der Therapeut fordert mich auf zu reden, doch ich kann nicht, ich darf nicht, stammle nur etwas von wegen dass ich ein Versager sei – was ich oft über mich sage. In meinem Kopf erscheint immer wieder das eine Bild, er ist verheiratet, er leitet die Kirche, er ist doch so hilfsbereit und tut alles für mich, ich darf ihm jetzt nicht wehtun. Doch die Tränen sprechen eine andere Sprache. Ich verlasse den Raum, der Therapeut kündigt mich beim Personal über das Telefon an und die holen mich gleich besorgt an der Tür ab. Frau Warm nimmt mich ins Zimmer, fragt, ob sie mich in den Arm nehmen darf, und ich falle ihr erleichtert in die Arme und schluchze, als ob ich 37 Jahre nicht-weinen-dürfen nachholen müsste. Irgendwann bin ich so erschlagen, dass ich ihr alles erzähle. Ich erzähle ihr davon, wie Wolfi immer wieder sagt, dass er doch alles für mich tue, dass er immer für mich da sei, sich um meine Kinder sorge, und dass es da doch okay wäre, wenn ich ihm ab und zu einen blase und er so einen schönen Orgasmus bekomme…ich mache es jedes Mal, weil ich ja brav sein muss…

Frau Warm sagt, nun sei ihr alles klar. Alle, das ganze Personal und auch Frau Gutfrau seien sich sicher gewesen, dass irgendetwas aktuelles mich blockiere. Sie sagt mir, dass ich mich nicht schämen muss, dass das bei meiner Vorgeschichte normal sei und sie mir helfen werden, das zu beenden.

Das erste Mal spüre ich keine Scham mehr, ich habe das Gefühl, richtig gehandelt zu haben und darf endlich einen kleinen Aufschwung erleben. Ich fange an zu hinterfragen, warum ich so etwas tue, warum ich so oft im Leben missbraucht und misshandelt wurde und warum ich immer so brav und gehorsam sein muss. Ich bekomme Beruhigungsmittel und bin für den Rest des Tages von den Aktivitäten befreit. Ich liege im Bett und denke, denke, denke, irgendwas ist diesmal anders, aber was?

Ich wache auf, habe 14 Stunden durchgeschlafen und fühle mich wie erschlagen. Das nächste Einzel steht an, dass heißt ich muss wieder darüber reden. Ich habe schreckliche Angst davor, ich möchte nicht schon wieder so einen Weinkrampf bekommen. Doch Frau Gutfrau ist unheimlich lieb und einfühlend und erklärt mir, dass das aufgrund meiner Kindheitserlebnisse passiere. Ich hätte nie gelernt zu reden, mich zu wehren, zu sagen, was ich wünsche und was nicht. Ich lernte nie, mich abzugrenzen und durfte das auch nicht. Ich musste immer mit einer Maske leben, schließlich durfte niemand erfahren, wie schlimm es um mich daheim stand. Und sie sei sich sicher, dass ich eine Borderline-Persönlichkeitsstörung habe und nicht verrückt sei.

Bum, das saß. Borderline! Woher weiß sie von meinem Ritzen? Ich habe nie jemandem etwas davon erzählt, wer hat mich verpfiffen? Klar, jemand musste mich gesehen haben, und da sie mich nicht leiden konnten…alles klar. Also noch mehr aufpassen. Ab jetzt fahre ich mit meinem Auto ein Stück bis in den nächsten Ort und gehe dort in den Wald zum Ritzen, denen zeig ich's.

Gesagt, Getan! Erleichterung macht sich in mir breit, ein schönes Gefühl.

Langsam wird mir klar, dass ich etwas unternehmen muss, wenn ich von Wolfi loskommen will. Als erstes müssen die Kinder woanders hin. Und dann mache ich ihm und seiner Frau klar, dass ich die Wochenenden und freien Tage nicht mehr bei ihnen verbringen, sondern bei mir daheim sein und dort schlafen möchte. Kaum habe ich ihnen das mitgeteilt, fährt Wolfi wutentbrannt zu mir in die Klinik. Er bestellt mich zum nahe gelegenen Waldstück, ich fahre brav dorthin. Wolfi stellt mich zu Rede, warum ich ihnen das antue, ich würde seine Ehe ruinieren, er war doch immer für mich da, er habe mich immer beschützt und umsorgt und alles, wirklich alles für mich getan. Ich sei undankbar und ungnädig…jaja, denke ich mir, meine Mutter würde sagen, ich bin ein Teufelsweib! Eine Hure, eine Nutte, ich werde in der Hölle schmoren. Okay, denke ich mir, dann bin ich eben eine Satansbrut, aber ich will das nicht mehr. Das sage ich ihm ganz klar, und fahre weg. Dabei fahre ich ihn fast über den Haufen, weil er sich vor mein Auto stellt, doch mir ist gerade alles egal. Ich spüre Wut, schreckliche Wut, aber ich weiß nicht wohin damit. Im Handschuhfach habe ich noch ein Messer, für alle Fälle, man weiß ja nie, für was man das mal braucht.

Das Blut fließt, es tut so gut, ich lächle, die Wut lässt nach, die Anspannung löst sich. Erleichtert fahre ich zur Klinik zurück.

Dann fängt der SMS-Terror an. Rosa würde sich um mich sorgen und frage ständig, was mit mir los sei. Ich würde seine Ehe ruinieren. Mir ist klar, dass ich irgendwas unternehmen muss, aber was?

Am kommenden Wochenende fahre ich nach Hause, das erste Mal alleine. Die Kinder sind bei meinem Exmann. Als ich im Heimatort ankomme, fahre ich zum Bäcker – und wer stellt sich mir in die Quere? Wolfi! Wieder macht er mir die Hölle heiß, meint, ich solle gefälligst mit Rosa reden, er habe Angst um seine Ehe. Ich fordere ihn auf, meine Autotüre loszulassen, und als er nicht daran denkt dies zu tun, gebe ich einfach Gas. Er fällt fast um, doch mir ist das scheißegal. Ich rufe über das Handy Rosa an und bestelle sie zu mir in die Wohnung, sage ihr, dass sie alleine kommen soll. Sie ist prompt da und noch ehe ich nachdenken kann rede ich und erzähle ihr alles. Wirklich alles. Sie ist versucht, mir nicht zu glauben, doch ich kann ihr den Schwanz ihres Mannes genau beschreiben, weiß auch, dass sie immer zu trocken ist beim Verkehr und sie deshalb Gleitcreme nehmen müssen, dass er sie dann immer solange mit der Hand stimuliert, bis sie einen Orgasmus bekommt, und dass er es sich dann selber macht. Nun glaubt sie mir. Sie weint und geht.

Ich kippe um. Als ich wieder zu mir komme, rufe ich meinen Hausarzt an. Als er kommt, erschrickt er sehr, denn er dachte, es gehe mir zwischenzeitlich besser. Ich erzähle ihm alles, von Wolfi und was gerade passiert ist, er spritzt mir ein Medikament, das mich ruhiger werden lässt und setzt sich mit mir an den Tisch. Als die Tür klingelt, stehe ich wie versteinert da. Rosa erscheint noch mal. Sie weint und schreit und bittet mich inständig darum, mitzukommen. Ihr Mann wolle sich umbringen, er habe ihr alles gestanden, sie glaube mir jetzt, aber sie habe Angst. Ich sage ihr, dass ich nicht mitkommen werde, das verkrafte ich nicht. Sie jammert und jammert und mein Hausarzt schaltet sich ein und sagt, es sei eine ärztliche Anordnung, dass ich nicht mitdarf, aber er würde mit ihr kommen.

So, das wäre also überstanden. Es war harte Arbeit und ich schwöre mir, dass ich nie wieder irgendjemanden zu Rede stellen werde für das, was war. Ich werde schweigen und es einfach nicht tun. Das ist mir zu heftig.

Ich schlafe etwa um halb sechs ein und schlafe durch bis zum nächsten Mittag. Ich habe den unbändigen Wunsch, Blut zu sehen, und muss mich Ritzen. Unter der Dusche, da ist es besonders schön, das warme, klare Blut, es läuft an meiner Klitoris entlang und ich fühle mich sauber und gut. Die anschließende Dusche verwischt alle Beweise und ich fahre relaxt zurück zur Klinik.

In Hirsau angekommen empfängt mich Frau Wimmer. Mit ihr kann ich reden, sie ist eine sehr einfühlsame Frau, die mir geradeaus sagt, was sie denkt, ohne mit dem drohenden Finger auf mich zu zeigen. Bei ihr fühle ich mich irgendwie geborgen und beschützt und wenn sie mir etwas über mich sagt, dann verstehe ich mich plötzlich.

Mein Hausarzt hat bereits angerufen und alles vorab erzählt. Frau Wimmer fragt mich als erstes, warum ich das denn alleine durchstehen musste, ich hätte doch die Hilfe der Station gehabt. Ich erkläre ihr, dass ich das alleine schaffen musste, denn sonst hätte ich keinen Mut, so etwas irgendwann mal ohne Klinik zu schaffen. Das hat sie sogar richtig gut verstehen können. Das war ein Wow-Erlebnis, denn damit habe ich gar nicht gerechnet. Sie sagte sogar, ich solle mal Stolz auf mich sein, denn ich hätte genau richtig reagiert und endlich mal mit der Faust auf den Tisch gehauen.

Ich soll stolz auf mich sein? Ich habe etwas richtig gemacht? Ich habe doch Menschen verletzt, wie kann ich da stolz auf mich sein? Das ist mir zu hoch. Verstehe das, wer wolle, ich aber nicht.

Meine Ärztin geht beim nächsten Einzel näher auf die veränderte Situation ein. Sie fragt mich, ob diese Bereinigung auch so etwas wie eine Wiedergutmachung der ganzen anderen Fälle sei. Das kann ich sofort bejahen, denn noch mal stehe ich so etwas nicht durch, die anderen Fälle werden nicht aufgedeckt. Nie mehr! Das reicht mir an Erfahrung. Sie fragt mich nun, wie es bei meiner Mutter denn weiterging.

Also gut, dann reden wir eben wieder mal weiter darüber. Meine Mutter bekam ihr Alkoholproblem nicht mehr in den Griff, es wurde immer schlimmer. Täglich musste ich ihr mehrere Flaschen Liebfrauenmilch und Keller Geister kaufen, die sie dann innerhalb kurzer Zeit leer trank. Ich kann mich nicht daran erinnern, dass sie einen Rausch hatte, aber vielleicht liegt das auch daran, dass ich außerhalb meines Zuhauses nur die Zeugen Jehovas gesehen habe, die ja den Alkohol nicht gerade milde gesinnt sind, und ansonsten nur ab und zu mal mit einer Freundin spielen durfte. Natürlich nur hinter unserem Haus, unter Bewachung meiner Mutter, damit ich ja nichts erzähle…

Als ich knapp 14 war, wurde alles so schlimm, dass ich zu Hause zusammengebrochen bin. Täglich wurde ich nach der Schule von den Mitschülern verprügelt, mit den Füßen in den Magen getreten. Denen muss das wohl einen unbändigen Spaß gemacht und einen Kick gegeben haben. Mein Bauch jedenfalls schmerzte an diesem Tag bis zum Ohnmächtigwerden, solche Schmerzen waren mir fremd. Meine Mutter schleppte mich zum Arzt, ich solle aufrecht laufen, was sollen denn die Menschen denken, also tapfer. Blinddarmdurchbruch, Not-OP. Aber Susanne war bis zuletzt tapfer. Erst im Rettungswagen wurde ich ohnmächtig und wachte auf dem Zimmer wieder auf. Ein Arzt kam auf mein Zimmer und fragte mich, woher die vielen Narben kommen. Ich sagte nichts, Panik machte sich breit, es hat jemand gesehen…scheiße. Dann fiel mir mein Tagebuch ein. Ich schrieb jeden Tag peinlich genau auf was passierte, das war mein Mittel um zu Überleben, darin schrieb ich meine Verletzungen, meine Selbstmordgedanken nieder. Wenn Mutti…nicht auszudenken, was dann los sein wird. Ich habe es doch gut versteckt, vielleicht findet sie es ja nicht…

Als Mutti auf mein Zimmer kam, lächelte sie scheinheilig, wie immer, wenn Fremde dabei waren. Unter ihrem Arm hatte sie mein Tagebuch…

Ich will sterben, ich muss noch im Krankenhaus sterben, sonst bringt sie mich um, das überlebe ich nicht. Sie sagte, dass der Arzt sie herzitiert und nach den Narben gefragt hat, da habe sie mein Tagebuch gesucht. Dieser Beweis müsse vernichtet werden, ich verstümmele mich schließlich selbst, sie sei ja so eine gute Mutter. Wie kann ein Arzt nur darauf kommen, dass sie als Mutter mir etwas antun würde, ich soll gefälligst dem Arzt sagen, dass ich eine tolle Mutter habe und ich das selbst gewesen bin. Na ja, dachte ich mir, die meisten Narben sind von mir, aber mein Rücken? Wie soll ich da mir bitteschön die Striemen und die Schnittwunden der Weinflaschen zugefügt haben? Ich bin doch kein Illusionist, kein Zauberer, der sich auf Scherben legt. Aber Susanne war brav, und auch als das Jugendamt vor mir stand sagte ich brav, was ich sagen sollte. Nur eines fragte ich die Beamtin: wie bekomme ich die Adresse meines Vaters heraus, ohne dass Mutti das erfährt. Die Frau war super, sie sagte, ich solle zu ihr aufs Amt kommen, sie würde das herausfinden. Als ich entlassen wurde, war ich noch sehr schwach. Ich wog zu wenig für meine Größe und hatte daher die OP nicht so leicht weggesteckt. Doch daheim musste alles wieder laufen. Seit meinem achten Lebensjahr immer das gleiche. Ich musste meinen Bruder versorgen und betreuen, Essen kochen, Wäsche waschen, Wäsche bügeln, Staub saugen, Staub wischen, während meine Mutter brav von Haus zu Haus ging und versuchte, Wachttürme zu verkaufen. Und wenn sie nach Hause kam, dann ging die Pein los, immer wieder von vorne, sie trank bis zum umfallen, rannte dann wutentbrannt auf mich zu, verprügelte mich, räumte meinen Schrank aus, alles in die Mitte meines Zimmers, und ich musste aufräumen. Seit sieben Jahren tagaus, tagein das gleiche. Und da wundere ich mich, dass ich das Märchen Aschenputtel so liebte?

Als die Schule wieder begann, es waren gerade Sommerferien, ging ich dort eine Stunde früher und ging zum Jugendamt. Die nette Frau hatte sich schon gewundert, warum ich seit sechs Wochen nichts von mir hören ließ, sie wollte aber kein Unheil anrichten. Sie sagte, sie habe vom Arzt gehört, dass mit meiner Mutter etwas nicht stimme. Die Adresse meines Vaters lag vor mir. Das war ein Gefühl. Mein Vater. Die

Frau bot mir an, dass ich von ihr aus mit ihm telefonieren könne, doch er war leider nicht da und einen Anrufbeantworter hatte er auch nicht. Also musste ich einen Plan schmieden. Ich musste schauen, dass ich abends mal mit dem Fahrrad zur Versammlung der Zeugen Jehovas fahren konnte, um dann an einer Telefonzelle vorbeizukommen.

Es vergingen Wochen bis ich den Mut hatte, meine Mutter um Erlaubnis zu bitten, und sie ließ mich fahren, mit dem Satz: mir doch egal, wenn dich unterwegs einer vergewaltigt, du bist ohnehin eine Hure. Das habe ich mit Freuden weggesteckt. Mein Herz klopfte bis zur Decke, ich würde nach sieben Jahren meinen Vater an der anderen Leitung haben. Ich fuhr so schnell ich konnte, um Zeit zu gewinnen, denn meine Mutter ließ mich erst kurz vor knapp losfahren, sie weiß ja wie schnell ich dort bin. Also schnell die Münzen rein – meine Güte, war das damals noch billig – und dann war eine Frau am anderen Ende der Leitung. Schock, ich stammele, frage, ob ich meinen Vater sprechen könne. Das war wohl am anderen Ende ein Schock. Irgendwann kam dann mein Vater ans Telefon. Ich erzählte ihm, dass ich ihn unbedingt sehen, aber jetzt ganz schnell los muss, damit es Mutti nicht merkt. Es war Donnerstagabend und wir verabredeten uns für Samstagmittag auf einem Schiff am Bodensee. Den Samstagmittag konnte ich Mutter gut glaubhaft machen, denn wenn ich sagte, dass ich in den Haus-zu-Haus-Wachtturm-Verkaufsdienst gehe, dann ließ sie mich sicher gehen. Uns so war es auch. Ich log ihr etwas vor, von wegen dass wir predigen gehen und ich dann noch Straßendienst machen wolle, dass wir uns mit den Radolfzellern treffen, blabla, und zischte ab.

Aufgeregt bis dorthinaus erschien ich auf dem Schiff. Und da saß mein Vater, inzwischen einen Vollbart tragend, in einem wunderschönen weißen Nadelstreifenanzug, und bei ihm eine hässliche, zu klein geratene, etwas dickliche, rothaarige, weibliche Person, die sich mir als Waltraud vorstellte. Ich war so glücklich, mein Vater, mein wunderbarer Vater, der Mann, den ich über alles liebte, der immer gut zu mir war. Jedenfalls glaubte ich das. Ich erzählte ihm dann in kurzen Sätzen von meinem Leben bei Mutti. Er sagte mir, dass er mir jetzt keine Lösung bieten könne, er und Waltraud seien beide berufstätig und können keine 15-jährige aufnehmen…Schock! Ich lief wie in Trance alleine am See entlang, musste schließlich die Zeit totschlagen, damit Mutti nichts merkt. Da treffe ich meinen Vater, aber er will mich nicht. Klar, ich bin ja auch eine Satansbrut, eine Hure, eine Nutte, ein Versager, ein Nichts, ein elendes Etwas, Dreck… Warum soll er mich denn auch mögen.

Meine Ärztin holt mich aus dem Trancezustand heraus und sagt, die Stunde sei rum, wir würden an dieser Stelle beim nächsten Mal weitermachen. Immer noch benommen gehe ich in mein Zimmer. Irgendwie habe ich das Gefühl, ich erlebe diese Situation noch einmal. Ich versuche, mich mit Schokolade aufzupäppeln, aber nichts hilft. Die Anspannung wird immer unerträglicher, ich muss mich jetzt ritzen und das, ohne erst in den Wald zu gehen. Blitzschnell geht das, Messer aus der Schublade, das ich in einer Tempopackung versteckt habe, Dusche auf, Tür hinter mir zu, und schnipp, schnapp. Diesmal habe ich die Schere am Taschenmesser genommen, es tut so gut, dieses Kreuz zu sehen, das sich mit Blut füllt, und wie kurz darauf das Blut an den Schenkeln links und rechts entlangläuft. Dann dusche ich, es brennt ein wenig, aber das macht mir nichts, das lässt mich mich selbst spüren.

Benommen sitze ich am Esstisch und starre vor mich hin. Der Tag war scheiße, denke ich mir, er war einfach nur scheiße. Ich darf nichts mehr erzählen, das wird langsam zu heiß. Die Ärztin weiß ganz genau, wie sie sich langsam vorarbeitet, aber ich will nicht!

Das nächste Einzel wird zum Kinderspiel, wie von Geisterhand erzähle ich bereitwillig, wie es weiterging. Meine Ärztin weiß noch ganz genau, wo wir stehen geblieben sind. Klar, wenn man alles aufschreibt. „Wie war das dann, als sie nach Hause gingen?"

Ach ja, da waren wir. Also ich kam nach Hause, wie vereinbart um 18 Uhr, da stand meine Mutter bereits an der Tür und zerrte mich am Arm ins Wohnzimmer. Dort saßen drei Älteste. Was habe ich nun wieder verbrochen? Eine Zeugin hatte mich auf dem Schiff mit einem Mann gesehen, der mich umarmte und küsste. Klar, durch den Vollbart war mein Vater nicht gleich zu erkennen. Ich wurde gerügt und wusste, dass gleich die Prügel kommen, wenn die doofen Ältesten weg sind. Aber egal, nichts tut auch nur annähernd so weh, wie eine verschmähte Vaterliebe. Meine Mutter prügelte auf mich ein wie noch nie, mein Gesicht blutete, sie wusste ja nicht, dass das Bluten etwas Schönes war und schickte mich ins Bad. Ich sei eine Hure, mit einem älteren Mann rumzuknutschen. Da rutschte es mir raus, ich sagte, das war Papa. Ich war gerade im Bad, auf Höhe der Waschmaschine, meine Mutter packte mich wutentbrannt an den Armen, ihre Augen schienen herauszuquellen. Sie schleuderte mich rücklings an die Maschine, stellt sich vor mich, drückte ihre beiden Hände mit voller Kraft um meine Gurgel und schrie lauter wirres Zeug, was ich bald kaum noch hörte. Ich bekam keine Luft mehr und konnte mich nicht wehren. Ich bringe dich um, schrie sie immer wieder und drückte zu, so fest sie konnte. Aber das Badezimmerfenster war halb geöffnet, in ihrer Rage hat Mutti das nicht gemerkt. Wir wohnten Parterre und die Hausmeisterin lief am Fenster vorbei, sah meine Mutter, hörte sie schreien und rief ganz laut ihren Namen. Dabei erschrak meine Mutter und ließ einen Augenblick locker, sodass ich entkommen konnte. Auf allen Vieren kroch ich, nach Luft japsend, an der Straße entlang.

Eine Frau gabelte mich mit ihrem Auto auf, fragte, ob ich vergewaltigt worden sei, ich bat sie nur darum, mich zu einem Freund zu fahren. Thomas hatte ich beim Predigen kennen gelernt und er war ganz anders zu mir als die anderen. Er nahm mich ernst, zu ihm konnte ich flüchten, ich konnte sagen, dass ich predigen gehe, und war dann heimlich bei ihm. Er war für mich da und entlockte mir ab und an auch ein Lächeln. Er fasste mich niemals unsittlich an. Er war ein Junge, ein Jahr älter als ich, und berührte mich nicht. Das war das Schönste. Dort konnte ich aufatmen, dort durfte ich ich sein und auch Thomas' Vater sah es gerne, wenn ich dort war. Und nur genau dorthin konnte ich jetzt flüchten.

Dort angekommen fiel ich dem Vater von Thomas erschöpft in die Arme. Er sah die dunkelrot werdenden Handabdrücke an meinem Hals und ließ sofort einen befreundeten Arzt kommen, der mir entlockte, was geschehen war. Ich hatte solch panische Angst vor meiner Mutter, dass ich reumütig zu ihr zurück wollte, denn sie würde mich finden und umbringen…doch die beiden Männer hinderten mich daran und schlossen mich mit Thomas im Zimmer ein. Sie riefen meinen Vater an. Ich weiß nicht, was dort gesprochen wurde, aber er stand ein paar Stunden später vor mir, gab dem Vater von Thomas Geld und sagte, sie sollten mir eine Wohnung in Konstanz besorgen, alles Weitere regele er. Dann fuhr er wieder. Schon wieder ließ er mich im Stich.

Nach Tagen des Eingesperrtseins wurde ich stabiler. Der Arzt schaute täglich nach mir und ich war mir inzwischen sicher, dass ich nicht mehr zu Mutti zurückgehen wollte. Doch sie hatte herausbekommen wo ich war und erschien dort. Nicht auszumalen was geschehen wäre, wenn Thomas' Vater nicht da gewesen wäre. Sie drohte ihm mit Jugendamt und er ihr mit Gefängnis. Gefängnis! Das saß. Kurz darauf fiel die Tür ins Schloss. Ich hörte nichts mehr von meiner Mutter. Davor hatte sie also Respekt, davor!

Ich bezog ein möbliertes Zimmer, das mein Vater mir bezahlte. Ich war gerade knapp 16 und schon alleine. Aber der Haushalt war ja mein leichtestes Spiel. Um Anschluss zu finden ging ich zum Roten Kreuz.

Meine Therapeutin unterbricht mich, die Stunde sei zu Ende und wir sollten für heute einen Punkt machen. Dabei fällt mir etwas Seltsames auf. Ich will keinen Punkt machen, ich will reden, es muss einfach alles raus. Doch ich bin brav, schließlich hat sie ja nicht nur mich als Patientin.

Diesmal gehe ich nicht wie gewohnt auf mein Zimmer. Ich ziehe meine Turnschuhe an und laufe los, in den Wald. Ich laufe und laufe und laufe und bemerke dabei gar nicht, wie weit ich bereits im Wald bin und wie spät es schon ist. Ich habe noch eine halbe Stunde um rechtzeitig zum Abendessen da zu sein. Was, wenn ich nicht pünktlich bin? Dann geht das Meldesetting wieder los, wie so oft, weil ich wieder einmal suizidale Absichten hegen könnte. Doch diesmal ist es ja anders, ich habe einfach die Luft, das Rascheln der Blätter und die Ruhe im Wald genossen. Eins sein mit der Natur, mit mir, meinen Gedanken freien Lauf lassen. Ich spüre in mich hinein, während ich schnellen Schrittes zurücklaufe. Was mir anfänglich als sehr befremdlich erschien, ist mir heute allzu lieb geworden. Das Erzählen der vielen grausamen Dinge aus meiner Kindheit und Jugend, es ist schön zu sehen, dass es mir nicht schadet. Ich vermute vielmehr, dass es mich sogar befreit. Dieses Gefühl einzuordnen ist schwer, ich kenne es nicht. Egal, ich genieße es, denn es fühlt sich schön an, warm und wohlig, daran kann ich mich, glaube ich, gewöhnen.

Mir geht mein Anderssein durch den Kopf. Wie anders ich auch meine Kinder erziehe. Mir fallen Beispiele wie das Beten lehren ein. Ich wurde gezwungen zu beten und hätte mich niemals getraut, ohne Beten zu essen oder ins Bett zu gehen. Meinen Kindern sage ich, es wäre bestimmt schön, wenn du betest, aber ich begründe es damit, dass man dem lieben Gott auch Dinge sagen kann, die man sonst niemandem sagen kann. Wenn dir danach ist, dann bete. Und mir wird wieder warm ums Herz, denn ich merke, das mache ich gut und richtig. Meine Kinder schlagen? Nie und nimmer. Dafür gab es auch noch nie einen Anlass. Wir konnten immer miteinander reden und Kompromisse machen, das finde ich im Leben einfach wichtig. Eigentlich mache ich alles anders als meine Mutter es gemacht hat.

Ich denke daran, wie ich am vergangenen Wochenende an meinen Kleiderschrank gegangen bin. Ich nahm meine Unterwäsche heraus, betrachtete sie. Nicht weil ich erotische Gedanken hatte, wie denn auch, bei diesen Zelten, nein, sondern ich betrachtete, wie ich sie zusammengelegt hatte. Genauso, wie Mutter das von mir forderte. Und warum mache ich das immer noch so, obwohl es mit unliebsamen Erinnerungen verbunden ist? Ich nehme einen Slip heraus und experimentiere herum und, siehe da, ich finde eine andere Art, die Slips zusammenzulegen, die viel praktischer und schöner ist. Das werde ich in Zukunft beibehalten. Dann gehe ich ins Bad, schaue in das Regal mit den Handtüchern. Auch hier. Ich lege sie so zusammen, wie Mutter das befohlen hat. Ich experimentiere, und nach einigen wenigen Versuchen finde ich meine ureigene Art, die Handtücher zusammen zu legen. Ich fühle mich richtig gut. Ob die Kinder die

Änderung auch mitmachen? Vielleicht sollte ich sie selber experimentieren lassen, das war ein richtig tolles Gefühl, vielleicht finden sie das auch so toll. Ich werde es mit ihnen besprechen.

Durch den immer lichter werdenden Wald erspähe ich das Dach der sechsstöckigen Klinik. Freude kommt auf, doch beim Blick auf die Uhr schmälert sich diese schnell wieder, es ist zwanzig nach sechs. Auweia, das gibt Ärger.

Zu meinem größten Erstaunen fragt der Pfleger im Dienstzimmer nur, ob ich mich im Wald verlaufen hätte, er hätte mich dort hineinlaufen sehen. Ich sage ihm, dass ich die Zeit vergessen habe. Darauf erwidere er, dass er mir diese Auszeit gönnt und dass ich das als Ausnahme sehen soll. Er wünscht mir einen guten Appetit.

Schon immer frage ich mich, inwieweit das Pflegepersonal über das, was ich bei Frau Gutfrau erzähle, unterrichtet wird. Nach der Reaktion bin ich mir sicher, die wissen alles. Ich weiß noch nicht, ob ich das gut oder schlecht finde.

Das Abendessen sieht zum Abgewöhnen aus. Sülze. Bäh, weiß der Geier, was mich geritten hat, als ich das bestellt habe. Aber da mein Gewicht im Jahr vor meiner Erkrankung um 40 Kilo angestiegen ist – ich traue mich kaum zu sagen, dass ich 100 Kilo wog, auf 170 cm Körperlänge verteilt – ist ein Obstabend sehr angebracht. Überhaupt habe ich super abgenommen. Trug ich zu Beginn der Therapie noch die Zeltgröße 50, passe ich jetzt in die 44. Das gefällt mir. In der Stadt habe ich bereits meinen Kaufrausch ausgelebt und mir Hosen gekauft und flotte Oberteile. Das macht richtig Laune.

Diese Gewichtsunterschiede kenne ich ja an mir. Geht es mir schlecht, dann werde ich dick, ich kann einfach keiner Tafel Schokolade widerstehen. Und geht es mir besser, dann purzeln die Kilos ohne mein Zutun, einfach so. Wenn ich frisch verliebt bin, dann ist das immer die beste Diät. Da es mich nur im Dunkeln anzufassen gibt, muss wenigstens die Fettschicht weg sein.

6

Seit Anfang August ist ein neuer Mitpatient auf der Station. Er heißt John. Er ist so alt wie ich, ein schrecklich aufgeblasener Angeber, ein Hochstapler, der relativ frisch aus dem Gefängnis entlassen ist und Panik vor der Polizei hat. Nach und nach freunden wir uns an, er erzählt mir alles über sich und vertraut sich mir an. Das anfängliche Angeben geht in eine warmherzige, fürsorgliche Art über, mit der er mich ködert. Er merkt, wenn es mir nicht gut geht und ist für mich da, wenn ich alleine bin. Die Anderen auf der Station – inzwischen sind viele Neue da, mit denen ich mich prächtig verstehe – sehen diesen Umgang nicht gerne. Sie warnen mich immer wieder, doch ich bin ja schon alleine groß.

John erzählt mir von seinen Kaufräuschen und davon, dass er immer sofort alles haben will. So habe er sich einen Porsche gekauft, aber nie etwas dafür bezahlt, über Kreditkarten eingekauft und nie bezahlt. Bevor er ins Gefängnis kam habe er 1,5 Millionen Euro Schulden gemacht, indem er keine Steuern und Krankenkassenbeiträge zahlte. Das flog auf. Er hatte eine eigene große Schreinerei und ein riesiges Haus, besser gesagt eine Villa. Über drei Jahre saß er im Gefängnis, aber das sei ihm ein Lehrgeld gewesen. Nun wolle er gesund werden und nie mehr Schulden machen. Seine Diagnose des Therapeuten sei „narzisstische Persönlichkeitsstörung". Noch nie gehört, hört sich aber gespenstisch an. Ich glaube ihm das. Warum soll er mich denn belügen, das macht doch keinen Sinn.

Bislang habe ich mich von Menschen, die kriminell sind, absolut abgeschottet. Keine Gesetzesübertretungen, keine Drogen, kein Alkoholgenuss, das war mir für mein Leben wichtig. Wie sonst hätte ich mit 15 schon alleine leben können. Doch durch John ändert sich etwas. Ich weiß nicht warum, aber es ist so. Wir machen inzwischen tagtäglich unsere Spaziergänge gemeinsam und reden was das Zeug hält. Es tut gut, einmal mit einem Mann zu reden, der mich versteht. Waren meine Männer bislang doch völlig desinteressiert an mir. Ja, ich dachte eigentlich, dass Männer sich für mich als Mensch gar nicht wirklich interessieren. Ich habe für sie eine perfekte Köchin, Haushälterin, Wäscherin, Mutter, Geliebte, Managerin zu sein, die gefälligst über eigene Sorgen zu Schweigen hat. Eine Frau, die freudestrahlend in der Tür steht, um ihren von der Arbeit kommenden Mann mit den tröstenden Worten „es war wohl hart bei der Arbeit" zu empfangen und ihn aufzufordern, zu erzählen. Dann folgt eine Litanei von Erzählungen, die ich nicht einmal ansatzweise kapiere, ich bin ja schließlich Hausfrau und Mutter. Dabei tische ich ihm sein heißes, leckeres, täglich frisch gekochtes Essen auf, denn er mag keine aufgewärmten Speisen. Dankbarkeit ist natürlich nur anhand des leer gefutterten Tellers zu erkennen. Er schaufelt was das Zeug hält und innerhalb weniger Minuten ist das stundenlang vorbereitete Essen niedergemetzelt. Eine Frage wie „hat es dir geschmeckt?" verkneife ich mir tunlichst, denn darauf kommt ein Kopfschüttelndes „ja, sieht man das denn nicht?", das mich nur wieder frustriert. Also frage ich nicht. Anschließend beschlagnahmt er den Fernsehsessel und erteilt mir den Auftrag, ihm den Aschenbecher, Zigaretten und ein kühles Blondes zu reichen. Er hatte ja so einen harten Tag. Dass mein Tag Stunden vor ihm begann und zwei Stunden nach ihm endet – schließlich haben wir zwei eigene Kinder, ein Pflegekind, das immer bei uns wohnt, und fünf Tageskinder, sowie einen Secondhandladen, den ich alleine manage – interessiert ihn nicht. Ist ja auch nicht so anstrengend wie der harte Arbeitstag eines Mannes. Dass er dabei morgens auf seinem Stuhl Platz nimmt und diesen nur wenige Male am Tag verlässt, ist mir klar. Wenn ich daran denke, wie wenig ich am Tag zum Sitzen komme, könnte ich schreien. Also denke ich erst gar nicht daran, wie mein Tag aussieht. Um vier Uhr aufstehen, Frühstück für den Mann vorbereiten, Kaffeemaschine anschmeißen, Vesper für ihn richten, noch mal schnell sein Hemd überbügeln, damit er ja strahlend zur Arbeit kommt, um halb sechs den Mann meiner Träume wecken und dabei Zigmal angemault werden, anschließend das Bad, das er in ein Schwimmbad verwandelt hat, wieder trocknen. Die Zahnpastareste vom Gurgeln sehen eklig aus, aber es ist ja selbstverständlich, dass ich diese wegwische. Um dann wieder in die Küche zu hetzen, seinen Kaffee nachzuschenken, ihm einen schönen Tag zu wünschen, nur um zu hören „was soll den am Arbeiten schön sein? Dein Tag ist schön, du hast es halt gut…". Um halb sieben wecke ich die Kinder, endlich strahlen mich Augen auch einmal an, wenn ich sie wecke, das tut gut. Ich richte das Frühstück Teil zwei her, koche Kakao für alle und um sieben nehme ich das erste Tageskind in Empfang. Von halb acht bis acht erscheinen dann die vier weiteren Tageskinder, deren Mütter mir aufmunternd sagen, ich hätte es halt gut, könne daheim bleiben, sie müssten arbeiten. Ja ich habe es einfach gut, acht Kinder im Alter von zwei bis zwölf, ein jedes in einem anderen Verein, ein jedes mit einem anderen Essensgeschmack, ein jedes fordert die volle Aufmerksamkeit von mir, aber ich habe es ja gut. Kann eine ruhige Kugel schieben. Dass ich am Tag viermal Frühstück machen, sechsmal warmes Essen kochen und viermal Abendessen zubereiten muss, natürlich zu immer verschiedenen Zeiten, bedeutet also, eine ruhige Kugel zu schieben. Um 20 Uhr verlässt das letzte Tageskind das Haus und dann beginnt die Runde von vorne. Mann anhimmeln, bedauern, bekochen, bedienen…um dann, wenn er mit mir ins Bett will, auch hier meine Pflichten zu erfüllen und, nachdem er genüsslich eingeschlafen ist, gegen 23 Uhr wieder aufzustehen und erst einmal die Hausarbeit zu erledigen.

Das ist also meine Welt der Männer. Ich erinnere mich nicht daran, jemals über meine Bedürfnisse geredet, geschweige denn aus meinem Leben geplaudert zu haben. Wie könnte ich denn auch. Kein Wunder, dass mein Exmann aus allen Wolken gefallen ist, als ich in Hirsau gelandet bin.

Da ist nun also John, anders als die bisherigen Männer. Bewundernd fragt er mich, wie ich das alles nur durch gestanden habe, er bohrt nach, weil er mehr von mir hören will. Da interessiert sich tatsächlich jemand für mich. Nachdem er sich tagtäglich die Ohren mit Geschichten über mein Leben zudröhnen ließ – ich erzählte natürlich nur Dinge, die ich angeblich verarbeitet habe – durfte er natürlich auch zehn Euro von mir fordern. Er sei pleite und habe kein Zigarettengeld. Klar gebe ich ihm die zehn Euro, ich kann doch nicht böse sein. Dass aus den zehn Euro bald 100 werden ist mir bewusst, ich muss ihm nun klarmachen, dass ich auch nur 500 Euro im Monat zum Leben habe, für die Kinder und mich und das ist schon sehr eng. Ich muss es ihm liebevoll beibringen, darf ihn nicht verletzen. Er ist doch immer so gut zu mir.

Eines Abends sitzen wir im Wohnzimmer. Mir ist kalt und John steht prompt auf und kommt mit einer Wolldecke und einem heißen Kakao zurück. Er drückt mir den Kakao in die Hand und packt mich liebevoll in die Wolldecke ein, das tut gut. So etwas hat noch nie ein Mann für mich getan. Genauer gesagt habe ich so noch nicht einmal für mich selbst gesorgt, geschweige denn jemand anders. Ich genieße den Kakao und seine Nähe, er sitzt neben mir und kuschelt sich mit unter die Decke, sie ist ja groß genug für zwei. Dass dabei seine Hand auf meiner Hand liegt, spüre ich erst nach einer Weile, ich hatte Finger wie Eiszapfen und daher wenig Gefühl. Als es in mir anfängt zu kribbeln denke ich, dass es die aufsteigende Wärme ist. Seine Berührungen an meinem Körper lösen aber zusehend das gleiche Kribbeln aus und ehe ich mich versehe, steckt seine Zunge in meinem Hals. Aber es ist nicht so, dass mir das nicht gefällt. Ich genieße es in vollen Zügen und es ist schön. Schön, begehrt zu werden, schön, angehimmelt zu werden, schön, soviel Aufmerksamkeit zu bekommen.

Ich fühle mich wohl. Die Warnungen der Mitpatienten und des Personals ignoriere ich. Auch als sein behandelnder Arzt mich warnt, kann er nicht wirklich etwas bei mir ausrichten. Warnungen, dass ich von ihm umgarnt werde und bereits in seinem manipulierenden Spinnennetz stecke, sind mir zu hoch, ich kann damit nichts anfangen. Es ist doch schön, geliebt zu werden.

Das nächste Einzel steht an und ich habe Bammel davor, dass Frau Gutfrau mich auch auf John anspricht. Doch das kann ich abwenden, indem ich ihr weiter aus meinem Leben erzähle. Da bin ich mir sicherer, das habe ich ja schon erlebt. Ich erzähle ihr, wie es mir in meiner Wohnung ergangen ist. Ich war inzwischen von den Zeugen Jehovas weg, die mich aber aufs Übelste verfolgten. Sie passten mich ab und erzählten mir, ich würde schlimmer als der Teufel enden und in der ewigen Hölle schmoren. Schlimmer als zu Hause kann es aber kaum werden, dachte ich mir, und ging meines Weges. Wenn die wüssten. Aber meine Mutter ist ja eine Heilige. Sie passten sogar Thomas ab, verprügelten ihn aufs Übelste und drohten ihm. Aus Angst davor, dass man ihm noch mehr schaden könnte, beendete ich die Beziehung zu ihm. Ich dachte, so ist es besser für ihn, ich bringe ihm nur Unglück.

Ich fand ein neues Zuhause beim Roten Kreuz und lernte netten Menschen kennen. Einer davon machte mir regelmäßig schöne Augen, was mir gefiel. Er war zehn Jahre älter als ich und ich konnte ihn anhimmeln. Eines Abends nahm er mich mit zu sich nach Hause, wir schmusten und kuschelten. Dann klingelte an der Tür und es kamen zwei Männer und eine Frau. Ich glaubte an eine Party, was mir eigentlich mehr gefiel als mit dem jungen Mann alleine daheim zu sein. Doch bald sollte der Alptraum beginnen. Sie entkleideten sich und jeder fummelte an jedem herum. Ich steckte mittendrin, beteuerte immer wieder, dass ich das nicht will, doch sie waren stärker. Ich wurde von allen Vieren vergewaltigt und ließ alles über mich ergehen. Als sie schliefen, schlich ich mich aus dem Haus und rannte, so schnell meine Füße konnten, nach Hause. Es war 24 Uhr, ich hatte eine Flasche Sekt daheim und viele Tabletten, die ich über Monate gesammelt hatte. In Windeseile war alles in meinem Magen. Ich nahm ein Messer und schnitt meine Pulsadern auf, es tat so gut, der warme heiße Blutsaft spritzte wie ein männlicher Orgasmus nur so von mir und alles erschien mir zusehends wie in einen Trancezustand. Es wäre so schön gewesen. Doch der Junge hatte Angst, dass ich zur Polizei gehen könnte, und kam deshalb in meine Wohnung. Aufgewacht bin ich auf der Intensivstation. Scheiße, das ging schief.

Das Jugendamt nahm Kontakt zu meinem Vater auf und nun wurde er vor die Wahl gestellt, mich entweder zu sich zu nehmen, oder mich in ein Heim zu schicken. Er organisierte den Umzug und mit knapp 17 war ich nun bei meinem Vater. Ich wusste nicht, ob ich mich freuen sollte oder nicht. Bestimmt war das für ihn nur eine Pflichterfüllung, denn eigentlich wollte er mich ja nicht bei sich haben. Waltraud war eigentlich ganz lieb zu mir und umsorgte mich, als wäre ich ihre Tochter. Doch auch das änderte sich bald. Sie sah mich als Rivalin an, die ihr ihren Geliebten wegnehmen wollte. So kam es zu immer mehr Streitigkeiten. Sie beschimpfte mich aufs Übelste und ich dachte immer nur daran, dass der nächste Suizid unbedingt klappen muss.

Die Stunde ist vorbei und ich bin erschöpft. Über mein Lebensende, das ich so sehr herbeisehnte, zu reden, ist für mich anstrengender als alles andere. Frau Gutfrau fragt mich abschließend, ob ich eine Idee hätte, wie ich das alles nur durchstehen konnte. Doch darüber will ich nicht reden, das bleibt mein Geheimnis.

Draußen erwartet mich John bereits mit offenen Armen, tröstend und Zuspruch spendend. Ich kann gar nicht verstehen, warum mich alle vor ihm warnen.

Bei der bevorstehenden Chefarztvisite soll mein Entlassungstermin besprochen werden, schließlich bin ich schon sechs Monate hier. Entlassung? Dies hier ist mein Zuhause, hier bin ich beschützt, hier werde ich aufgefangen, was soll ich daheim? Der Entlassungstermin wird auf den 9. November gesetzt, kurz zuvor geht John.

Bereits an den Wochenenden davor, die ich daheim verbringe, versucht John, mich für das Zusammenziehen und Heiraten zu gewinnen. Eigentlich sträubt sich alles in mir, aber er ist doch so fürsorglich, wie kann ich nur solche Bedenken haben und so undankbar sein. Irgendwann, eigentlich weiß ich nicht mehr wann, schlägt alles um, er schafft es, mich am 11. November zum Standesamt zu bewegen.

Er verdient nicht einen Cent Geld. Von meinem kleinen Gehalt leben wir nun also zu viert. Er hat einen ausschweifenden Lebensstil und einen Drang auf das Beste und Teuerste und nimmt sich niemals zurück. Auch die Zigaretten müssen eine Marke sein, während ich – inzwischen habe ich auch wieder das Rauchen angefangen, denn nur so konnte ich ins Raucherzimmer und gehörte dazu – Noname-Marken rauche. Mein Gewicht wird immer weniger, klar, ich muss ja sparen und beschränke mich auf trockenes Brot, mein Konto, das immer Schuldenfrei war, geht so in die Miesen, dass mir schwindelig wird. Noch ehe ich mich versehen kann, stecke ich mitten im Dilemma. Das Geld reicht hinten und vorne nicht, John erzählt immer neue Lügenmärchen, wie er zu Geld kommen werde und dass es jeden Tag soweit sein müsse. Erst ist es das Sozialamt, dann die Krankenkasse, da soll viel Geld kommen, dann ist alles gut. Ich vertraue ihm blind, obwohl ich bereits starke Bedenken habe. Dann bekommt er einen Job. Er ist selbstständiger Handelsvertreter und soll ein Reinigungsprodukt auf den Markt bringen. Das geht nur mit einem Haus. Er hat bereits eines für uns erspäht und obwohl ich die größten Bedenken ob der teuren Miete habe, ziehen wir ein. Ich bin im Spinnennetz und habe keine Chance. Und dann fängt das Elend an. Mein Konto ist bis zum Gehtnichtmehr überzogen, das Geld, das er verdient, verprellt er für teure Armani-Anzüge und Krawatten, für maßgeschneiderte Anzüge vom Herrenausstatter, und sein Kleiderschrank platzt inzwischen beinahe. Mein Konto ist immer noch nicht ausgeglichen, das schiebt er immer weiter raus. Inzwischen hat er die Sparkasse um den Finger gewickelt, sie geben ihm Überziehungskredite in Höhe von über 20.000 Euro. Wie er das als Vorbestrafter geschafft hat, will ich lieber nicht wissen. Die Kinder mögen John sehr, das erschwert es mir, aufzumucken ich kann doch den Kindern ihren geliebten John nicht auch noch nehmen. Also brav schweigen.

Es wird Dezember, er muss oft nach Hamburg und in den Osten, hat dort Schulungen und Einstellungsgespräche. Die Rechnungen jeder Menge Zeitungsanzeigen flattern nur so ins Haus und können nicht bezahlt werden. Alles, was er verdient, geht für seinen teuren Lebensstil drauf. Damit sein Gewissen mir gegenüber wieder etwas gemildert wird, kommt ab und zu ein riesiger Strauß weißer Rosen, worüber ich mich freue.

Im Januar muss ich an seinen PC, er braucht irgendwelche Daten. Dabei stoße ich auf diverse Internetbekanntschaften, die sich alle um Sex und Geilheit drehen. Ich lese diese neugierig, während mir dabei ganz schwindelig wird. Es kann nicht sein, dass ich auf einen Betrüger reingefallen bin. Nein, das kann nicht sein. Dann stoße ich auf eine Reihe von Emailwechseln zwischen John und einer gewissen Ines. Dort sagen sie sich, wie schön das Wochenende in Hamburg war und wie geil er im Bett sei. Ich fasse es kaum, stelle ihn zur Rede, doch er beteuert seine Unschuld, das sei weit vor meiner Zeit gewesen…

Doch mir lässt das keine Ruhe. Ich gehe nach zwei Wochen erneut an seinen Rechner und schaue nochmals auf das Datum. Dabei entdecke ich die Briefe aus der Zeit, als sie sich frisch kennen lernten und für ein Wochenende im Dezember verabredeten. Also hat er gelogen. Ich drucke alles aus, fahre mit dem Auto weg und sage niemandem, wohin ich fahre. Kurz entschlossen fahre ich zu meinen Schwiegereltern und zeige ihnen die Fakten. Auch sie können es kaum glauben, waren sie doch so glücklich, endlich eine gute Frau für ihren verkorksten Sohn zu haben. John sucht mich und kommt vorahnend zu seinen Eltern. Erst leugnet er, doch als ich die Fakten auf den Tisch knalle, gibt er alles zu…

Ich kann es nicht fassen, nach nur wenigen Wochen der Ehe betrügt er mich. Das war ja wieder klar, warum sollte ich denn auch Glück haben? Warum denn gerade ich? Mein Leben ist einfach ein einziger Chaoshaufen. Das einzige, was mir jetzt noch gut tut, ist mein Taschenmesser…es tut so gut…

Wir sind wieder zu Hause und sprechen uns aus. Ich sage ihm wohl, wie weh er mir getan hat, und doch kann ich nicht böse sein, kann meine Wut nicht gegen ihn richten. Er umgarnt mich erneut. Und ich verzeihe ihm alles.

John macht weiter Schulden und ich weiß weder ein noch aus. Dann kommt der 23. März und auf einmal ändert sich alles. Die Polizei steht vor der Tür – mit einem Haftbefehl für John. Ich breche zusammen. John muss wieder ins Gefängnis. Als mittags feststeht, dass er nicht um die Gefängnisstrafe herumkommen wird, fange ich an, mich zu sammeln. Ich durchforsche seine Angelegenheiten und stoße auf immer mehr Betrügereien. Das Geld, das er verdiente, hat er durch fingierte Aufträge verdient, die nie real wurden. Doch wo war die Ware? Ich stoße auf einen Mietvertrag im benachbarten Ort, rufe den Vermieter an, einen Apotheker, und dieser sagt, die Wohnung stehe voll mit Ware. Ich rufe den Auftraggeber und versuche, ihm alles zu erklären, doch eigentlich kann man so etwas nicht erklären. Er fährt zu der Wohnung und stellt fest, dass das gerade einmal zehn Prozent von der Ware sind, die mein Mann angeblich geordert hat. Mein Gott, warum habe ich das nur nicht bemerkt? Bin ich doch verrückt, und dazu noch doof und blind? Das gibt es doch nicht.

In diesen Tagen ist mir meine Therapeutin, die mich seit der Entlassung aus der Klinik ambulant betreut, eine große Hilfe. Zweimal die Woche kann ich für jeweils eine Stunde zu Frau Dr. Wurst gehen und sie hilft mir und stärkt mich. Das tut mir gut. Ich fresse die Dinge nicht erst in mich hinein, sondern rede immer postwendend. Einmal sagte sie, mit mir sei es so aufregend wie in einem Krimi, jedes Mal neue Dinge, die ich in unserer Stunde gerade so im Schnellverfahren erzählt bekomme.

Die Eltern von John klammern sich nun auch noch wie verrückt an mich und ebenso mein Schwager. Alle kommen und helfen, räumen das halbe Haus leer, unter dem Vorwand, das alles verkaufen zu können. Ich kann die Miete für das Haus (1.250 Euro Kaltmiete) nicht bezahlen und bekomme die Kündigung. Jawohl, nur weiter so, mein Leben ist ja so langweilig. Ich bin tagtäglich kurz vor der Ohnmacht. Der Vermieter ist zur Hausbegehung da. Auf seine Frage hin, wann ich endlich ausziehe, sage ich ihm, dass ich das Haus notfalls besetzen werde. Ich weiß, dass er genügend weitere Wohnungen hat. Wenn er mir eine andere Wohnung gibt, dann bin ich sofort draußen, andernfalls muss er mich eben rausklagen. Ich knalle ihm meine Kontoauszüge und meine Gehaltsabrechnung vor die Nase und sage ihm, dass bei mir nichts zu holen ist. Zwei Stunden später habe ich den Schlüssel zu einer Dreizimmerwohnung in der Hand, genau eine Straße weiter.

Nun geht alles blitzschnell. Umzug organisieren, Müll entsorgen, denn schließlich kann von einem 200 m²-Haus in eine 70 m²-Wohnung nicht viel mitnehmen. Außerdem hat mein Mann die Küche, die Möbel und diverses anderes Zeug auf Raten gekauft, die ich nicht bezahlen kann. Also weiß ich, irgendwann wird jemand kommen und mir alles wegnehmen.

Der Umzug kostet mich mehr Kraft als ich eigentlich habe, ich werde wieder dick und fett und kann kaum mehr denken. Die Normoc leisten ihre altbekannten Dienste, schließlich muss ich funktionieren. Das Haus muss geräumt werden, doch ich habe kein Geld. Also Augen zu und durch. Viele drohende Anrufe vom Vermieter, dass ich endlich handeln muss, lassen mich fast ohnmächtig werden. Wunden übersäen meinen Körper, anders ist es nicht auszuhalten. Schulden, Haus am Hals, Mann im Knast, täglich irgendwelche Anrufe von Gläubigern, ich kann nicht mehr. Ich hatte doch so ein sicheres Leben, völlig schuldenfrei, bis ich John kennen lernte. Das ist die Strafe dafür, dass ich auf die vielen Warnungen nicht gehört habe, klar, ich habe es ja nicht besser verdient. Meine Therapeutin wird immer wichtiger für mich,

ich rette mich von Termin zu Termin, um wieder erzählen zu können.

Die Schwiegermutter frisst mich mit Haut und Haaren, nur so kann sie etwas von ihrem geliebten John erfahren, denn zu ihr hat er ein gespaltenes Verhältnis und hält den Kontakt bis auf wenige Bettelbriefe spärlich. Täglich ruft sie an und sagt, dass sie John kein Geld geben, denn das benötigen sie für mich, um mich täglich anzurufen. Danke! Wie gnädig. Ich könnte kotzen. Dann kommt es zu Streitereien, in denen sie Dinge behauptet, die nicht stimmen. Zwar bemerkt sie jedes Mal, dass sie Unrecht hat, aber foltert mich weiterhin. Ich halte das alles kaum mehr aus, das Doxepin wird hoch gesetzt und meine Normoc schlucke ich, als wären es Bonbons. Ich würde gerne das Zeitliche segnen, aber meine Kinder brauchen mich. Obwohl, so eine Versagerin brauchen sie nicht. Aber für sie stehe ich das alles durch. John schreibt tagtäglich und beteuert mir seine Liebe, und dass er eine Therapie macht und gesund werden wird und mich um einen Neuanfang bittet.

Inzwischen ist auch ein Urteil gesprochen. Er wurde verurteilt, weil er während eines Freigangs bei seinem letzten Gefängnisaufenthalt Betrügereien in 30 anerkannten Fällen schaffte. Und so nebenbei habe ich dann erfahren, dass er über acht Jahre bereits im Gefängnis saß und mehrfach vorbestraft ist. Jedenfalls bekommt er vier Jahre. Schock. Doch ich fange langsam an zu begreifen, dass diese lange Zeit gut für mich ist. Ich bin immer noch viel zu krank um mich gegen diesen Mann durchzusetzen. Er schafft es selbst vom Gefängnis aus, mich zu umgarnen. Und ich lasse mich umgarnen.

Unsere neue Wohnung haben wir schnuckelig eingerichtet, doch mir fehlt der Elan zum Ordnung halten. Das Chaos wird immer größer, inzwischen schäme ich mich, wenn Besuch kommt, aber ich schaffe es nicht anders. Allein den Staubsauger zu schwingen ist eine Qual für mich. Ich besinne mich darauf, wie ich das alles früher durchgestanden habe, aber zu diesem Mittel kann ich doch heute nicht mehr greifen. Ich lege die Gedanken beiseite, schließlich denke ich ja, ich bin verrückt. Das darf einfach niemand erfahren.

In den Stunden meiner ambulanten Therapeutin dreht sich alles nur noch um die bedrohliche Situation, die ich gerade erlebe, und um meinen Mann. Ich merke, dass von dem, warum ich einst krank wurde, eigentlich nichts mehr da ist. Ich funktioniere nur noch wie eine Maschine, tagaus, tagein, und meine Tabletten helfen mir, nicht umzufallen. Bloß nicht wieder zusammenbrechen.

Eines Abends, als es mir wieder einmal deutlich schlechter geht, fahre ich zu meinem Hausarzt – und da laufen die Tränen. Er redet mir gut zu, meine Wut doch endlich nicht mehr gegen mich, sondern gegen meinen Mann zu richten, denn auf ihn muss ich doch

wütend sein. Glücklich über das Rezept einer Klinik-
packung von Doxepin und Normoc sehne ich mich
danach, am nächsten Morgen bereits beim öffnen der
Türe in der Apotheke zu stehen und meine Drogen zu
holen. Die helfen. Dann schaffe ich das alles wieder.

Ich fange an, über die Worte von meinem lieben
Hausarzt nachzudenken. Ich schreibe einen Brief an
John und teile ihm mit, dass ich nicht mehr kann und
will. Es tut mir gut, den Brief eigenhändig in den
Briefkasten zu werfen. Ich fühle mich so frei wie lange
nicht mehr. Das erste Mal seit Monaten, inzwischen
ist es Mai, genieße ich die Sonne, den Duft der Natur,
die Vögel zwitschern mir zu und die Flugzeuge am
blauen Himmel umkreisen mich, als ob alle sagen
wollten, dass ich das nun gut gemacht habe. Jetzt
wird alles gut. Du schaffst das.

Ich kann inzwischen wieder in die Kirche gehen,
woran mich zuvor mein Äußeres hinderte, denn ich
wollte nicht so fett und hässlich vor den Menschen
erscheinen. Dass wir die Gemeinde gewechselt haben,
nach der Sache mit dem Vorsteher, war erleichternd.
Und doch fühle ich mich dort fremd. Ich schleiche
immer in meine Bank und schleiche genauso heimlich
am Ende des Gottesdienstes wieder nach Hause. Aber
es tut mir gut. Endlich zwei Stunden in der Woche für
mich, in denen ich nicht kraftvoll meine Frau stehen
muss, sondern mich einfach zurücklehnen und hor-
chen kann.

Eines Tages öffne ich dann den Briefkasten. Wie ein Schock stehe ich vor dem Kasten, einen Brief von meinem Mann in der Hand haltend. Was schreibt er, wie reagiert er, kann ich standhaft bleiben? Ich reiße den Brief schnell auf und verschlinge seine zehn Seiten Gejammer. Mitleid kommt in mir hoch und ich fühle mich schlecht. Schlecht, weil ich dem armen inhaftierten Mann einen Stoß in sein Herz verpasst habe. Wie undankbar war ich doch, nach allem, was er für mich getan hat. Was hat er denn eigentlich für mich getan? Egal, er war lieb zu mir, schenkte mir weiße Rosen, ich darf nicht so undankbar sein. Just sitze ich am PC und schreibe ihm, wie sehr ich ihn liebe – tue ich das wirklich? – und beteuere ihm, dass ich ihm beistehen werde, bis ans Ende meines Lebens.

Mein Körper jedoch spricht wieder die Sprache der Wunden mit mir. Anders ist es nicht zu ertragen. Inzwischen musste ich meine Freundin, eine Anwältin, beauftragen, die Privatinsolvenz für mich einzureichen. Das heißt nun, ich werde mein Auto, die Küche, die Möbel verlieren, stehe mit weniger als nichts da und weiß nicht, wie es weitergeht. Aber John muss ich schonen, er braucht mich doch so sehr, es geht ihm so schlecht im Gefängnis, und er kann nicht einfach tun was er will. Er ist eingesperrt. Ich kann raus wann ich will, Geld ausgeben wann ich will (welches?) und das Leben genießen (äh, was daran eigentlich?), und er? Er kann sich nicht mehr seine heiß geliebte Schokolade reinziehen wann er will, kann seine Mousse au Chocolat, die er am Tag kiloweise in sich hineinpumpte, nicht mehr genießen, er bekommt kein teures Wildfleisch mehr zu essen und Filets und Steaks und selbst gemachte Spätzle, er kann nicht mehr täglich Essen gehen in einem feinen, teuren Restaurant, kann mir keine Rosen mehr schicken, bekommt keinen Sex mehr, kann nicht mehr im Internet surfen, er tut mir so leid. Und ich? Ich lebe in Freiheit.

Das ist nicht fair für ihn, ich habe ein schlechtes Gewissen. Dass ich irgendwie nicht ganz normal bin, spüre ich, aber ich weise es von mir. John braucht mich, und die Schwiegermutter auch, und die Kinder auch, und die Gläubiger auch, und die Nachbarn auch, und die Kirche auch, und, und, und… Ich lebe eigentlich nicht mehr, aber ich darf nicht undankbar sein. John trug mich auf Händen und liebt mich über alles (außer das Geld, das liebt er noch mehr und das Essen und das Internet und die Anzüge und sein tolles Leben und ein teures Auto und ein großes Haus und einen Hightech-PC und den Fernseher und die vielen geilen Internetbekanntschaften…)

Die Wohnung erscheint mir immer befremdlicher, nur meine Kinder sind mir so nahe wie eh und je. Es ist schön, dass ich mit ihnen alles besser mache als meine Mutter mit mir. Es ist schön, wenn sie schwärmen, dass andere in der Klasse von Hausarrest und Prügel erzählen und sie so etwas nie bekommen. Es ist meine Bestätigung. Balsam für meine Seele, meine Bestätigung dafür, dass ich lebe und es gut mache.

Ich gehe inzwischen nicht mehr einkaufen wenn die Läden voll sind, das löst Panikattacken aus. Überhaupt verlasse ich das Haus nur noch um in die Kirche zu gehen und wenn ich wegen der Kinder muss, alles andere ist mir zu viel. Ich sitze stundenlang am PC und starre in das elektronische Ding hinein, etwas anderes erscheint mir zu anstrengend. Kochen für die Kinder geht gut, doch das war's dann auch schon wieder. Die Wohnung verwandelt sich zusehends in einen Schweinestall, doch mir fehlt der Schwung und Ansporn zum Putzen. Ich fühle mich nicht mehr wohl, fremd, und weiß nicht warum.

Inzwischen ist es Juli geworden. Es ist heiß draußen, doch die Kinder gehen alleine ins Schwimmbad, das ist mir zu viel. Sie sind ja schließlich fast 14 und elfeinhalb Jahre alt, das können sie auch alleine. Mein Auto ist inzwischen auch kaputt und ich habe kein Geld für die Reparatur, überhaupt wird es mir ja sowieso bald weggenommen werden. Also Bus und Bahn, was sehr anstrengend ist, denn wir wohnen auf einem Berg und meine 100 Kilo tagtäglich den Berg hinaufschleppen ist mehr als nur anstrengend. Schleppen Sie doch mal einen Schubkarren mit lauter Steinen im Gewicht von 100 Kilo einen steilen Berg hinauf! Da würden Sie auch stöhnen. Ich kann kaum mehr lachen, aber auch nicht weinen. Meine Ärztin beobachtet mich mit Argusaugen und stellt fest, dass es an der Zeit ist, mich vor mir selbst zu schützen. Ich habe selbst auf die Kinder keine Lust mehr und das ist mehr als bedrohlich. Eine Einweisung nach Hirsau scheint unumgänglich.

Meine Ärztin ruft dort auf der Station an und macht einen Vorstellungstermin für mich aus. Ich fühle mich wie ein Bittsteller und habe das Gefühl, die wollen mich hier nicht. Immer wieder fragt Frau Gutfrau, ob ich nicht lieber Urlaub machen möchte und später erfahre ich, dass sie zu meiner Frau Dr. Wurst gesagt hat, sie seien doch kein Müttergenesungswerk ohne Kinder. So komme ich mir auch vor, aber ich habe keine Kraft dagegen anzugehen und lasse brav alles über mich ergehen. Schließlich kann ich mir keinen Urlaub leisten und wenn die mich nicht wollen, dann sollen sie es eben sagen. Ich denke, sie sind sauer wegen mir und John, ich bin ja auch ein scheißanstrengender Mensch, wer will schon eine Borderlinerin behandeln.

Ein Aufnahmetermin für den 25. wird vereinbart, begrenzt auf vier Wochen. Das erscheint mir gut, so sehe ich das Ende. Cindy kann zu ihrer Freundin (mit deren Mutter ich befreundet bin) und darf mit ihnen sogar mit nach Ungarn in den Urlaub. Kevin geht zu seinem Vater und so sind die Kinder gut versorgt.

Jedenfalls besser als bei einer lebensmüden, kranken Mutter zu sein, die zu nichts mehr Lust hat und sogar noch schlampig geworden ist.

7

Am 24. packe ich meinen Koffer mit Kleidung und einem CD-Player, ich liebe es, auf dem Bett zu sitzen, die Stöpsel im Ohr, traurige Musik zu hören und dabei den Wolken am Himmel zuzuschauen. Gedanklich auf sie aufzuspringen und fortgetragen zu werden, mit einer Nimmerwiedersehenskarte in der Hand.

Ich komme am 25. an und zu meiner Freude ist das ganze Personal noch da, selbst eine Mitpatientin von damals ist da und überhaupt geht es lustig zu im Raucherzimmer, das ja inzwischen auch mein Anlaufpunkt ist. Nichtraucher? Wer ist das? Und ein Nichtraucherwohnzimmer – gibt es das überhaupt noch? Mir doch egal, ob da welche einsam drin sitzen, Hauptsache ich bin dabei und nicht einsam.

Noch am Vortag habe ich mir über Amazon einige Bücher zum Thema Borderline bestellt und in die Klinik schicken lassen. Schließlich möchte ich zu mir selber finden und nicht immer nur alles um John drehen lassen. Das ginge doch am besten, wenn ich mich anhand von Lektüre besser kennen lernen würde. Es hat sich viel verändert auf der Station. Sie haben sie einen neuen Terminplan und man bekommt eine Person vom Pflegepersonal als Ansprechpartner zugeteilt. Das höre ich gerne, dass man endlich nicht mehr mit jedem reden muss, sondern mit einer Person, zu der man Vertrauen hat. Sicher geben sie mir Frau Warm oder Frau Wimmer, mit denen konnte ich ja beim ersten Aufenthalt schon gut. Doch dann kommt der Schock. Herr Bringer ist mein Ansprechpartner. Auweia, mit dem konnte ich im ersten Aufenthalt überhaupt nicht. Mir schossen die unzähligen provozierenden Situationen in den Kopf, als er mir morgens sagte, ich solle nicht immer so scheinheilig-fröhlich Guten Morgen japsen, sondern meine Maske ablegen, ihm ginge das Messer in der Tasche auf, wenn er meine piepsige Stimme höre. Ich war zu tief verletzt und redete kein Wort mehr mit ihm. Wenn er mich plump ansprach rannte ich heulend weg, er mir schnaufend hinterher, wenn ich jetzt nicht stehen bliebe bringe er mich in die geschlossene Abteilung, solange, bis ich begreife, dass ich nicht einfach wegzurennen habe. Mir war klar, dass ich eine Maske für ihn eigens angefertigt anziehen musste, um ihn zu ertragen. Ein Horror, dass ausgerechnet er mich betreuen muss.

Unser erstes Gespräch steht an und zu meinem Erstaunen ist er sehr freundlich und mild gestimmt. Er spricht unser schwieriges und gespanntes Verhältnis vom ersten Aufenthalt an und meint, wir sollen es miteinander versuchen. Er würde nicht mit drohendem Finger auf mich zugehen, da er weiß, dass ich das zu Genüge mit mir selbst mache. Ich war völlig überrascht über diese Wende. Wir machten täglich einen Termin zum Sprechen aus und ich konnte mich bei ihm sogar gehen lassen. Er sah mich weinen und ich redete viel bei ihm. Er ging liebevoll auf mich ein und ermunterte mich, versöhnlicher mit mir zu sein. Das hätte ich nie gedacht von Herrn Bringer, dass er so liebevoll sein kann.

Auch Frau Gutfrau ist entgegen unserem Vorstellungsgespräch sehr warmherzig. Ich habe Angst vor unserem ersten Termin, doch sie macht genau da weiter, wo wir beim letzten Aufenthalt aufgehört hatten. Ich bin sehr überrascht, dass ich so bereitwillig erzählen kann. Schließlich hatte meine Odyssee, als ich mit 17 in Pforzheim war, noch kein Ende.

Ich ging viele Partnerschaften ein und beendete ebenso viele, wenn es mir zu eng wurde. Ich suchte krampfhaft nach Anerkennung, nach dem wie-lebe-ich-denn-nur. Doch ohne die Zeugen Jehovas zu leben war mir völlig fremd, das habe ich ja nie gelernt. Ich ging in den Taekwondo-Kampfsport, hatte viele Erfolge. Als das dann langweilig wurde suchte ich nach etwas Neuem. So blieb es eigentlich bis heute. Irgendwann eckte ich immer an und verließ dann die Brutstätte des Streites, um woanders Anerkennung zu suchen. Meine Ausbildung zur zahnmedizinischen Fachangestellten wollte ich mindestens fünfmal beenden, da es zu Streitereien zwischen den Kolleginnen und mir kam. Mit 19, ich war im zweiten Lehrjahr, ging ich zurück zu den Zeugen Jehovas. Ich kam da draußen einfach nicht ohne sie klar. Ein langes Jahr stand mir bevor, schließlich war ich eine Ausgeschlossene, das heißt, dass die Zeugen Jehovas einen wie Luft behandeln, nicht mit einem Reden dürfen, bis man Reue zeigt. Wenn genug der Reue sichtbar ist, wird man wieder aufgenommen. Das dauerte ein Jahr. In dieser Zeit nahm ich wieder Kontakt zu meiner Mutter auf, schließlich war sie meine Mutter und ich war ihr gegenüber verpflichtet, milde gesinnt zu sein. Wir schwiegen alles, was war, tot. Sie stellte sich als die fürsorgliche und immer gute Mutter und Frau hin und ich schluckte. Ich musste brav sein.

Ich nahm mich in Pforzheim eines gleichaltrigen jungen Mannes an, der aufgrund seiner Schüchternheit immer ein Außenseiter war. Noch ehe ich mich versehen konnte, waren wir verheiratet. Doch die Ehe war die Hölle. Ich liebte ihn nicht, ich ekelte mich vor ihm. Er hatte nur vier Unterhosen und ich ließ meine beste Freundin neue Unterhosen für ihn holen. Sex hatten wir keinen, das konnte ich nicht. Nach nur drei Monaten verließ ich ihn klammheimlich und zog zu meiner besten Freundin. Ich ging erneut von den Zeugen Jehovas weg, mit der Gewissheit, gehe nie wieder dorthin zurückzugehen. Wieder wurde ich ausgeschlossen und wie Luft behandelt und auch meine Mutter verbannte mich aus ihrem Leben. Auch sie behandelte mich wie Luft, ebenso wie mein Bruder.

Ich suchte mir eine Wohnung in der Nähe von Karlsruhe, Hauptsache weit weg vom Schauplatz Schmerz. Auch meine Freundin verließ die Zeugen Jehovas und zog ebenfalls in Richtung Karlsruhe. Wir haben uns erst einmal ausgelebt, sind nächtelang in die Discos gerannt, haben bei einer Versicherung im Schneeballsystem versucht, schnelles Geld zu verdienen, was natürlich zum Scheitern verurteilt war. Dazu waren wir viel zu mitleidig eingestellt und zu wenig skrupellos. Doch dort fanden wir Anschluss. Wir gingen mit diesen Leuten gemeinsam weg und feierten Partys ohne Ende. Bis ich an einen Mitarbeiter geriet, der mir vorgaukelte, mir genau zeigen zu können, wie ich das machen muss. Er war Mitte 50, hatte einen Mercedes Cabriolet und holte mich abends ab, um angeblich zu einem Kunden zu fahren. Als wir mitten in einem Waldstück landeten war mir klar, der will nicht mit mir zum Kunden. Er vergewaltigte mich und ich kam völlig verwahrlost bei meiner Freundin an. Sie wollte unbedingt, dass ich eine Anzeige mache, doch es kam mir nicht in den Sinn, fremden Menschen davon zu erzählen, wie leichtgläubig und blauäugig ich war. Nein, das kam nicht in die Tüte. Ich rutschte in erneute Depressionen ab und schluckte eine Menge Tabletten. Mein damals befreundeter Hausarzt schaute nach einem Hausbesuch gegenüber von mir einmal bei mir vorbei. Ich öffnete nicht. Zusammen mit seiner Frau ließ er dann die Wohnung von der Vermieterin öffnen, denn mein Auto stand vor der Tür, die Fenster waren offen, nur antwortete ich nicht.

Den Magen ausgepumpt zu bekommen ist ein ekliger Scheiß und ich schwor mir, beim nächsten mal würde ich es so perfekt durchplanen, dass die mir keinen Schlauch mehr einführen, weil das aufgrund einer Nulllinie beim EKG vergeblich erscheint. Ich stellte mir vor, wie ein paar wenige Leute vor meinem Grab stehen und auf dem Grabstein erscheint, sie war zu doof um zu leben, nun hat der Tod sie bezwungen. Ein Lächeln überkam mich und ich hörte den Arzt schwafeln, dass ich eine Psychotherapie machen muss.

Jaja, mache ich, und ich finde auch einen Therapeuten. Einen Mann, bildhübsch, Herr Braun, ich himmle ihn an, erzähle ihm das blaue vom Himmel, nur nicht, was wirklich los war und stelle ihm nach, wann immer es nur geht. Ich passe ihn nach der Praxiszeit ab, nur um einen Blick von dem hübschen Mann zu erhaschen. Irgendwann habe ich dann gemerkt, dass es nichts nützt und ich nicht interessant für ihn bin. Ich ging nicht mehr hin. Ein wenig Liebeskummer hatte ich schon, aber es gibt ja noch genügend andere Männer, denen ich den Kopf verdrehen und sie anschließend wieder abservieren kann. Mein Leben hat keinen Sinn mehr.

Die Stunde ist vorüber, sagt Frau Gutfrau, wir können uns am Mittwoch wieder sprechen. Ich gehe zurück auf mein Zimmer, lese meine inzwischen angekommenen Bücher, als wäre es Essen. Als hätte ich seit einer Woche nichts mehr zu Essen bekommen schlinge ich nun alles in mich hinein. Ein Buch in einem Tag zu lesen ist nichts Besonderes für mich und besser als Grübeln ist es allemal. Also verschlinge ich die Bücher im nu, aber was dann? Ich müsste mich ja vielmehr mit mir beschäftigen.

Doch dann stoße ich auf ein Buch das mich umhaut. Eine Borderlinerin, die das gleiche erlebt hat wie ich und die gleiche Technik anwandte, um den Schmerz zu verkraften. Bin ich doch nicht verrückt? Ich lege den Gedanken beiseite, er macht mir Angst, ich habe das Gefühl, dass noch etwas in mir verborgen ist, was nicht zum Vorschein kommen will und wovor ich Angst habe. Panische Angst. Und aus Angst vor der Angst bekomme ich eine Panikattacke nach der anderen. Ich gehe zum Personal und lasse meinen Blutdruck messen, 170/130. Das ist zu viel, ich habe immer einen niedrigen Blutdruck, was ist das nun? Ich lege mich auf Anweisung wieder aufs Bett und versuche, mich durch die erlernte Entspannung nach Jakobsen zu beruhigen. Stöpsel ins Ohr und der netten Männerstimme einfach folgen, das beruhigt mich ungemein und, siehe da, mein Herz rast nicht mehr.

Meine Ärztin stellt mich nun aufgrund der wiederholt erhöhten Werte von Doxepin langsam auf Seroquel um und ich merke, das tut mir gut.

Das erste Mal seit Jahren träume ich wieder und das überrascht mich. Meinen ersten Traum habe ich dann auch gleich aufgeschrieben.

Da ist ein stolzer Mann, der einen megadicken Mann vorstellt und zum Fußballspiel bringt. Der Mann ist Tormann und so dick, dass er das gesamte Tor einnimmt, er muss nur den Bauch etwas schwappen lassen und fängt alle, wirklich alle Bälle. Ein weiterer Mann schießt die Bälle ins Tor, er hat sein Gedächtnis verloren und ist verzweifelt, weil kein Ball ins Tor geht. Doch plötzlich schrumpft der Dicke und der Gedächtnislose trifft einen Ball nach dem anderen ins Tor, dabei erlangt er sein Gedächtnis wieder. Der stolze Mann ist enttäuscht und der Mann ohne Gedächtnis rennt stolz ins Büro zu einer Frau und erzählt ihr, dass er sein Gedächtnis wiedererlangt hat. Die Bürofrau ist ihm wohl gesinnt, sie freut sich für ihn und fordert ihn auf, schnell alles aufzuschreiben. Dann wache ich auf.

Ich versuche, mir einen Reim auf den Traum zu machen, das gelingt mir aber nicht.

Zur nächsten Sitzung nehme ich den Traum mit. Frau Gutfrau erzählt mir, dass jede Person, die in einem Traum vorkommt, immer ein Stück von einem selbst ist. Also erörtern wir: der Dicke ist mein Gewichtsproblem, das mich schier zur Verzweiflung bringt. Ich mag gar nicht mehr in den Spiegel schauen, denn mir gefällt nicht, was ich da sehe. Der Mann ohne Gedächtnis bin ich, mit den Dingen, die ich in mir spüre, die aber nicht heraus wollen. Die Frau im Büro bin ich, wenn ich versöhnlich mit mir rede und mich zum Schreiben auffordere, was ich seit jeher getan habe. Auf dem Papier konnte ich meine Gefühle schon immer perfekt niederschreiben, nur über meine Lippen wollen die Dinge einfach nicht. Der stolze Mann jedoch ist mir fremd. Sehr fremd.

Dann fragt sie mich, wie es nach meinem zweiten Suizid weiterging. Ich ging also nicht mehr zu dem Psychologen, da ich keine Beziehungschancen bei ihm hatte. Ich arbeitete, wie immer, 180-prozentig, sehr zum Ärger der anderen Kollegen. Ich lernte einen Mann nach dem anderen kennen. Da waren Männer dabei, die mit Gewalt meinen Kopf zu ihrem Schwanz zogen, ich musste ihnen einen blasen obwohl ich nicht wollte. Ich tat brav, was sie verlangten, starr vor Angst, und sah sie danach nie wieder. Immer wieder das gleiche, warum ziehe ich diese Kerle nur so magisch an. Ich habe es anscheinend nicht anders verdient. Doch dann lernte ich meinen Exmann kennen.

Es soll alles anders sein. Die weitere Geschichte kennen Sie ja schon, wir bekamen zwei Kinder, ziehen nach Bayern und ich bin Hausfrau, Mutter, Erzieherin, selbstständig mit einem Secondhandladen und jeder Menge Tageskinder. Mein Leben lief immer mit 320 Prozent ab, keine Zeit zum verschnaufen, niemals Urlaub, immer nur Arbeiten. Bis ich eben 1997 nicht mehr konnte und mich trennte. Dann habe ich in der Zahnarztpraxis an der Rezeption angefangen, wo ich bin zu meiner Erkrankung gearbeitet habe.

Wieder fragt Frau Gutfrau mich, ob ich irgendeine Ahnung habe, wie ich all das Erlebte überstehen konnte. Ahnt sie vielleicht etwas? Ich bin noch nicht so weit und sage ihr, dass ich darüber noch nicht reden kann und will. Die Stunde ist Gott sei Dank zu Ende und ich muss nicht weiterreden.

Meine täglichen Sitzungen mit Herrn Bringer sind auch sehr anstrengend, aber schön. Er beruhigt mich immer wieder und zeigt mir meine Stärken. Ich und Stärken? Das ist etwas, was mir anzunehmen sehr schwer fällt. Ich sehe mich nur als ein Haufen Dreck, die Worte meiner Mutter, ich sei ein Satansbraten, ein Teufelsweib, eine Höllenbrut, klingen seither in mir nach und so fühle ich mich auch.

Herr Bringer sagt mir, dass er mich diesmal als sehr ehrgeizig erlebt und ich sehr an mir dranbleibe.

Ja, das stimmt, das erlebe ich auch so, aber das ist doch keine Stärke? Oder doch?

Die Tage vergehen wie im Flug und ich habe das Gefühl, um ein Vielfaches weiterzukommen als noch vor einem Jahr. Die Mitpatienten sind auch lieb, wir verstehen uns und ich merke, dass ich nicht mehr so sehr anecke wie früher. Ich habe gelernt, etwas toleranter zu sein, auch wenn ich mich innerlich noch sehr schwer damit tue. Doch das ist etwas, was ich lernen muss. Immer wieder bin ich dadurch, dass ich sofort wie eine Bombe hochgegangen bin, angeeckt, habe Dinge gesagt die nicht angebracht waren, wüste Worte, die unter die Gürtellinie gehen und einfach nicht okay waren. Für den Moment habe ich mich dann immer gut gefühlt, aber noch Jahre danach schlecht, weil ich bemerkt und gefühlt habe, dass mein Verhalten nicht in Ordnung war. Vielleicht habe ich auch deshalb auf Johns Fremdgehen so harmlos reagiert. Obwohl, wenn ich so zurückblicke…immer, wenn ich hätte explodieren dürfen, dann habe ich es nicht getan und jeder wunderte sich über meine Eselsgeduld. Wieder bei anderen Situationen bin ich, wie schon erwähnt, oben raus und jeder sagte, die hat ja überhaupt keine Geduld, die spinnt ja, und ich war innerhalb von Sekunden verhasst. Wir sind daher oft umgezogen, ständig neue Freundeskreise, da die alten sich gegen mich stellten. Klar, ich verstehe mich ja selbst nicht, wie sollten es da die anderen tun. Und nun bin ich hier, versuche, mich zu verstehen. Weiß, dass ich etwas ändern muss, um beständig zu bleiben. Muss mich verstehen, um mich zu ändern. Und um geliebt zu werden muss ich lernen, mich selbst zu lieben. Doch letzteres erscheint mir zu hoch.

Frau Gutfrau fordert mich immer wieder auf, mich in der Gruppentherapie einzubringen. Doch genau das kann ich einfach nicht. Ich schweige jedes Mal über mich, sage mal ein oder zwei Sätze zu den Sorgen der anderen, darin bin ich ja ein Fachmann. Überhaupt hat man mich immer gerne als Ratgeber und Ausheulinsel angenommen. Das ist schon auf der ganzen Station bekannt. Anderen kann ich perfekt helfen, man sagt mir nach, ich habe immer das rechte Wort zur rechten Zeit, nur eben für mich nicht. Da bin ich hilflos, reite mich immer noch mehr in die scheiße… Auch Frau Locke, die die Gruppentherapie leitet, sagt mir immer wieder, man sehe mir an, wie sehr ich in der Gruppe mit mir kämpfe, aber sie findet es schade, dass ich den Raum nicht für mich nutze. Verdammt noch mal ich kann das nicht. Ich habe gerade mal gelernt, mich bei meiner Therapeutin und bei drei Personen vom Personal zu öffnen, dann doch nicht bei der ganzen Station. Da fehlt mir jegliches Vertrauen und ehrlich gesagt auch der Mut. Meine Sorgen sind doch Kinkerlitzchen gegen das, was andere durchmachen müssen.

Dann komme ich an einen Punkt, an dem ich merke, dass ich mich tierisch über meinen Mann aufrege. Ich habe ihm geschrieben, dass ich keinerlei Anrufe wünsche, doch meinen Wunsch respektiert er nicht. Er ruft trotzdem an und das nur, weil er einen Attest über meine Erkrankung benötigt, damit er in einen Wunschknast kann. Andernfalls müsste er in einen Horrorknast, in den er nicht will, davor habe er panische Angst.

In mir steigt eine Wut hoch, die ich kaum bändigen kann. Ich renne wie wild durch die Station und versuche zu begreifen, was mein Mann da eben von mir fordert. Was bitteschön soll ein Attest von mir in dem gottverdammten Scheißknast? Hallo? Geht's noch? Soll er doch in dem Knast schmoren wie in der Hölle. Ich koche fast über vor Wut. Es ist Samstagabend und ich weiß nicht wohin mit der Wut, also beiße ich auf meinen Lippen herum, wie ich das schon seit klein auf mache wenn ich grüble, ich knibbele meine Schnittwunden blutig und merke, dass es mir keine Erleichterung bringt. Was war das? Ich horche in mich hinein und stelle fest, dass ich in einem Brief an ihn Dampf ablassen m muss. Ich schreibe ihm meine ganze Wut und schreibe ihm, dass ich die Beziehung nun endgültig beende, dass ich begriffen habe, dass es nichts bringt, ihm seine Grenzen aufzuzeigen. Ich muss meine Grenzen hochziehen und darf sie selbst nicht übertreten. Auf einmal kommt alles wie im Flug, ich schreibe und schreibe und schreibe. Ich lege ihm vier Blätter mit allem, was er mir angetan hat, dazu, und schicke den Brief sofort an ihn ab.

Auszüge aus den vier Seiten:

Übergriffe – Demütigungen – Schmerz

- Am ersten Wohnort komplett auf meine Kosten gelebt, kein Geld beigetragen, sehr im Überfluss gelebt (auch Zigaretten)
- Auf das Haus bestanden, trotz meiner Bedenken. Mein Wunsch, in der Wohnung zu bleiben und erstmal zu sparen, wurde vehement abgelehnt
- Durch massig fingierte Aufträge sehr gut verdient
- Trotz gutem Verdienst nie mein Konto ausgeglichen, weiter Schulden in Unmengen gemacht.
- Kleidung aller Art gekauft, nur das Beste und Teuerste
- Für mich gab es nur zwei Hosen, zwei Pullis und drei Shirts aus dem Billigladen, so, wie ich es gewohnt bin, daneben hast Du doppelt so viel für Dich gekauft.
- Miete anstatt 1.250 Euro nur 700 Euro überwiesen von Dezember bis März. Strom, Gas, Telefonkosten nie bezahlt
- Du wolltest einen teuren Audi A8 für 45.000 Euro, ich hätte beinahe als Kreditnehmer unterschrie-

ben, musste sehr für meinen Standpunkt, es nicht tun zu wollen, kämpfen, Du zeigtest Dich als „bestraft", beleidigt und völlig uneinsichtig

- Die vielen Betrugslügen bei der Schufa, Sparkasse etc.

- Für mich in Stuttgart Kleidung kaufen wollen, ich ging leer aus, da Du für Dich für über 600 Euro teuerste Anzüge, Hemden und Krawatten kaufen musstest

- Deine ungezügelten „Fressorgien", die Kinder trauten sich nicht an den Kühlschrank und gingen oft leer aus

- Dein Saustall überall, am Bett standen mindestens 20 leere Joghurtbecher und 20 leere Kakaodrinks, massig Geschirr und Besteck, in Unmengen Verpackungen von Süßigkeiten, benutzte Tempos. Müll am gesamten Boden im Schlafzimmer und im Büro. Zwei große Müllsäcke füllten sich damit

- Deine Motzereien gegenüber Kevin und selber eine pure Drecksau sein

- Abends Zähne putzen? Dass ich nicht lache, aber den Kindern Moralpredigten halten

- Versprechungen, mich finanziell wieder gut zu stellen, gingen leer aus, wie immer, dafür hast Du erneut Anzüge, Krawatten, Hemden, Mantel, Schal etc. beim Herrenausstatter gekauft, sowie die teuersten Drucker, Telefone, Handy, PC, Na-

vigation und, und, und gekauft. (natürlich alles
für Dich!)
- Was wolltest Du doch alles im Haus machen,
und? Leere Versprechungen, stattdessen bist Du
Deiner Internetsucht nachgegangen
- Deine Sexgeschichten im Internet
- Bestellungen, schweineteuer, ohne diese vorher
mit mir abzusprechen (Stiefel, Beate Uhse, Tchibo,
Bücherwurm etc.)
- Dein mieses und tief verletzendes Fremdgehen
mit Ines, mit Lügen und Betrügen und auf mir
noch mehr herumtrampeln

Das ist alles nur ein Teil der grausamen Schmerzen
die Du, John, mir zugefügt hast. Und in meiner
Krankheit habe ich die Zuwendung Schmerz (Liebe
gab es nicht) gebraucht! Jetzt nicht mehr! Ich will gesund werden. Und *geliebt* werden!

Jetzt geht es mir gut. Als ob ich mich von etwas befreit
hätte, das mich jahrelang belastet hat, dabei waren
wir gerade ein Dreivierteljahr zusammen und haben
nach nicht einmal drei Monaten geheiratet. Ich hole
mir ein Gespräch bei Frau Wimmer, die konnte mir
schon immer helfen und genau sie war es, die in meinem Kopf eine Wende schaffte. Sie erklärt mir, dass
die einzige Zuwendung, die ich kenne, Schmerz ist.
Egal in welcher Form. Ich brauche den Schmerz, des-

halb habe ich das alles immer und immer wieder über mich ergehen lassen und wenn ich möchte, dass sich etwas ändert, dann muss ich lernen, den Schmerz abzulegen und mich auch auf andere Gefühle einlassen, die ich bislang noch nicht kenne, ja, die mir fremd sind. Ich muss versuchen, sie kennen zu lernen. Dabei wird es immer wieder zu Rückschlägen kommen, aber wenn ich mich darauf besinne, dass ich den Schmerz nicht mehr möchte, dann schaffe ich es.

Gefühle wie Liebe, Zuneigung, Zuwendung ohne dabei verletzt zu werden? Wo in Dreiteufelsnamen soll ich das denn finden? Sei's drum, ich habe etwas Wichtiges begriffen. Jetzt weiß ich, warum ich das Pech immer so magisch anziehe. Frau Wimmer ist klasse, ich weine, was das Zeug hält und fühle mich doch befreit. Da löst sich etwas in mir, wovon ich weiß, dass es nicht mehr zu mir gehört, aber doch noch ein Teil von mir ist. Ich gehe in mein Zimmer, die Anspannung mich zu ritzen steigt, aber ich möchte es schaffen, ich ritze mich nicht. Und ich schaffe es. Ich nehme meine Tabletten und gehe mit einem Buch ins Bett. Am Sonntag wache ich sehr erleichtert auf, ich fühle mich wie eine Feder. Irgendetwas hat sich geändert.

Inzwischen bin ich nicht mehr in der Musiktherapie, sondern in Kunst. Ausgerechnet ich, die ich überhaupt nicht Malen kann. Ich male wie ein zweijähriges Kind, schrecklich, peinlich…doch schau an, Frau Dreher gibt mir einen Karton mit Fotokarten, von denen ich mir eine schöne aussuchen soll. Ich verliebe mich in August Macke und beginne, das Bild auf einem Fotokarton abzumalen. Und, man glaubt es kaum, es klappt immer besser. Frau Dreher gibt mir den einen oder anderen Tipp und am Ende entsteht tatsächlich eine recht gute Nachbildung von Mackes Bild. Nun geht es an die Pastellkreiden ran. Wie eine unüberwindbare Aufgabe erscheint mir das, doch von Stunde zu Stunde entsteht vor mir ein Bild, das mir gefällt. Ich kann malen? Das muss purer Zufall sein.

Als mein Bild dann fertig ist, sagt Frau Dreher, ich solle es mir anschauen und die schönsten Elemente heraussuchen und auf ein neues Bild übertragen, frei Hand. Als ich so am malen bin, nimmt Frau Dreher irgendwann mein erstes Bild weg. Ich mal frei aus dem Kopf und, sieh' an, auch das klappt. Endlich habe ich etwas gefunden, wodurch ich mich ausdrücken, wo ich abspannen kann und den Gedanken einfach ihren freien Lauf auf dem Papier finden lasse. Mir wird klar, warum ich in der Musiktherapie nie so einen Erfolg haben konnte. Ich spiele solange ich denken kann selbst Instrumente, von Blockflöte über Altblockflöte zur Querflöte, Panflöte und Piccolo, dann Orgel, Klavier und diverse weitere Instrumente. Musik war das Element, durch das ich Abstand vom Schmerz bekommen konnte, wo ich bemerkte, dass meine Mutter wenigstens ein bisschen stolz auf mich war. Klar gab sie vor allem auswärts damit an, aber das war besser als völlige Ignoranz. Doch auch nur, bis mein Bruder anfing ebensolches Talent zu zeigen, natürlich viel besser als ich und viel eleganter als ich…da war ich dann wieder das elende Etwas.

In der nächsten Einzelstunde sprechen wir weiter über meine Ablösung von John und meinen Plänen, wie ich mein Leben weiter leben möchte. Einen Antwortbrief von John habe ich inzwischen angstvoll erhalten, doch der ließ mich völlig kalt und ich habe nicht geantwortet. Das wäre also geschafft. Dann habe ich den Antrag auf Aufhebung der Ehe aufgrund arglistiger Täuschung von meiner Freundin (der Anwältin) einreichen lassen, auf dessen Urteil ich mich mächtig freue.

Und das erste Mal sage ich mir, toll, Susanne. So langsam sehe ich auch die Bedeutung des stolzen Mannes aus meinem Traum. Da gibt es also doch Dinge, auf die ich ein wenig stolz sein kann, Dinge die ich inzwischen hinbekomme. Doch mir diese lebendig vor Augen zu führen ist für mich sehr schwer. Das kostet richtig Anstrengung. Auch wenn Frau Gutfrau immer wieder sagt, ich habe viele tolle Stärken, so zum Beispiel das Beenden der Flashbacks, indem ich sie in einen Tresor packe. Und dass ich immer wieder gute Ratschläge sofort in die Tat umsetze, ich sitze nicht jammernd in der Ecke, sondern kämpfe gegen mein Borderline. Ja, wenn das Stärken sind, dann hat sie Recht, ich habe die Stärke zu kämpfen, ich will gesund werden, ich will endlich leben dürfen. Und langsam fühle ich, dass es gar nicht mehr so wichtig ist, noch über die tief liegenden weiteren Verletzungen zu reden. Vielmehr ist es wichtig, dass die Zeit des Schweigens endlich ein Ende hat und ich vorwärts gehe. Ich erkenne, dass es mir gut geht, seit ich so viel von mir und meinem Leben erzählt habe, und zwar dort erzählt, wo es hingehört, nämlich Therapeuten, die mit Borderlinern umgehen können. Therapeuten, die das SET-System anwenden können und mich bestimmt aber herzlich, mit Wärme und Ernsthaftigkeit behandeln. Und Personal, das mich ebenso sieht.

Noch etwas bemerke ich: der Kreis der Menschen, mit denen ich mich verstehe, ohne sie eng an mich heran zu lassen und dann im Zorn wieder von mir zu stoßen, wird größer. Ich kann Menschen kennen lernen und sie doch auf Abstand halten, meine Grenze ist deutlicher gezogen, nicht jeder ist gleich ein Vertrauter, der alles von mir wissen muss. Und somit ist nicht jeder automatisch schon vorprogrammierter Feind. Ich schweige öfter, auch wenn es mich manchmal noch drängt, etwas zu sagen. Und hinterher geht es mir besser, wenn ich geschwiegen habe.

8

Es gab da noch ein besonderes Erlebnis. Frau Gutfrau und ich erörterten meine Ängste. Sie sagte, dass
ich meine Panikattacken noch meide, und ich solle sie
angehen. Also rein in den vollen Aufzug und nach 20
Minuten sei die Panikattacke im Griff. Ich muss lernen, mich auszuhalten. Also rein in den vollen Su-
permarkt und mich aushalten, mit allem Angst-
schweiß und Schwindel und Ohnmachtsgefühl und
Atemnot. Es kann mir nichts passieren.

Eigentlich traue ich mich fast nicht zu sagen, dass
das bevorstehende Wochenende mir im Magen liegt.
Ich bin alleine in der Wohnung, beide Kinder sind
weg und ich will das nicht. Ich wage ein zaghaftes
„darf ich hier bleiben", das ebenso schnell in ein
„Ängste angehen und nicht vermeiden" umschlägt
und von Frau Gutfrau abgelehnt wird. Also muss ich
da wohl durch.

Es ist Donnerstag und ich komme vor Panik vor
dem Wochenende schier um. Selbst die Mitpatienten
merken es und auch das Personal, doch ich muss artig
sein und machen, was Frau Gutfrau von mir fordert.
Im Raucherzimmer erorieren wir alle Möglichkeiten,
die ich habe, um mich zu schützen. Ich habe kein Auto und bin mit Bus und Bahn knappe vier Stunden
unterwegs bis zur Klinik, das macht mir noch mehr

Panik. Am Freitagabend stellt sich dann raus, dass eine Mitpatientin für Samstag einen Tagesurlaub geplant hat und durch Pforzheim durchfährt. Sie fahre abends wieder zurück und wenn was ist, könne sie mich wieder mitnehmen. Das beruhigt ein wenig.

Ich fahre also am Samstag brav nach Hause, komme zur Türe rein und mich ereilt ein Heulkrampf. Doch ich weiß nicht warum.

Die Hausarbeit erscheint mir als unmöglich, nichts klappt und ich rutsche immer tiefer ab in das Loch, in das ich doch gerade eben nicht wollte.

Völlig verzweifelt über meine eigene Unfähigkeit erspähe ich eine Weinflasche und mir schießen sofort Gedanken an das Sterben durch den Kopf. Meine Schublade ist voll mit Medikamenten und ich könnte locker davon schweben. Bis man mich vermisst vergehen vier Stunden, bis dann jemand da ist fünf, also das reicht.

Ich setze mich an den Schreibtisch, wähle die Nummer der Mitpatientin, teile ihr mit, dass ich abends mit ihr zurückfahre. Dann rufe ich auf der Station an und obwohl der Pfleger sagt, es sei zwar nicht okay, wenn ich aufgebe, aber er könne mich nicht abweisen, plane ich meine Rückkehr. Ich nehme nun eine Beruhigungstablette und schreibe nachstehende Zeilen um mich zu beruhigen.

Ich komme in die Wohnung und bekomme einen

Heulkrampf,

Ich weiß nicht warum.

Ich laufe durch die Wohnung,

Und fühle mich fremd.

Ich weiß nicht warum.

Zittern, Weinen, Schaudern, Ruhelosigkeit und

eine verdammte Leere erfüllt mich.

Ich weiß nicht warum?

Solange ich denken kann, schon in frühester Kindheit

habe ich vom Tod geträumt,

Wollte ich so gerne tot sein.

Erlösung, endlich Ruhe finden.

Solange ich denken kann hatte ich immer das Gefühl,

Ich bin anders als die anderen.

Oft dachte ich an eine Psychiatrische Behandlung,

Aber Angst hinderte mich daran.

Angst, bestätigt zu bekommen, ich bin anders.

Mein Ehrgeiz mich zu ändern, ein besserer Mensch zu werden,

Lässt mich nicht ruhen,

Fordere ich zu viel von meiner Seele?

Ich fühle mich schon seit zwei Wochen zunehmend wie eine

Tickende Zeitbombe!

Warum?

Ich finde keinen Grund, was schlummert da in mir?

Ich versuche, mit dem Staubsauger die Unruhe abzureagieren,

Ein Weinkrampf überkommt mich,

Ich versuche, in Ruhe die Wäsche aufzuhängen,

Das hat geklappt! Ich bin froh.

Doch dann geht nichts mehr,

Alles erscheint so sinnlos, die Leere in mir wird unerträglich,

Ich versuche sinnvolle Arbeit zu erledigen,

Es klappt nicht.

Ein Bild zu malen erfordert mehr Konzentration von mir,

Als ich habe.

Das Schreiben beruhigt ein wenig,

Doch ich ticke, ticke, ticke, ticke…

Was ist los mit mir?

Warum kämpft meine Seele so sehr mit mir?

Warum? Was habe ich ihr angetan?

Was mache ich nur falsch?

Wut kommt hoch, Hass erfüllt, ich gehe vorwärts

Und komme doch nicht an.

Ich fühle mich so zerrissen,

Halte es kaum aus,

Es schmerzt richtig.

Was ist los?

Bin ich verrückt?

Der Tresorraum ist geschlossen,

Was aber fehlt noch?

Dann setze mich in den Bus und verweile bis zum Abend in der Stadt. Auf Station angekommen spreche ich mit dem Pfleger, doch das Gespräch war meinerseits bereits beendet, nachdem er doch allen ernstes fragt, warum ich die Brometazin nicht schon morgens genommen habe. Ha, der Witzbold, wenn ich mir die Birne mit Beruhigungsmittel vollgedröhnt hätte, dann wäre ich jetzt tot. So ein Kasper. Ich gehe völlig deprimiert ins Bett und weine was das Zeug hält.

Am Sonntagmorgen dann hat sich irgendwas verändert. Ich habe eine unbändige Wut auf Frau Gutfrau. Frau Locke hat Dienst und sie nimmt sich eine Stunde Zeit für mich. Sie fragt mich, warum ich wieder so suizidal geworden bin und ich erkläre ihr, dass ich das habe kommen sehen. Ich fühle mich in der Wohnung fremd, mir wird bald alles genommen und bevor nicht alles geklärt ist, werde ich mich da nicht wohl fühlen. Das einzige, was man mir nicht nehmen kann, sind meine Kinder, aber die waren nicht da. Sie sagt, es sei halt gefährlich gewesen, wegen der Tabletten und dem Wein. Und sie erklärt mir, warum ich mich von Frau Gutfrau so habe überrumpeln lassen. Ich sei dazu erzogen worden, ein übersteigertes Obrigkeitsgefühl zu haben. Jeder ist höher und mehr wert als ich und ich muss brav sein. Das solle ich ablegen und ruhig auch mal meinen eigenen Kopf durchsetzen. Wir reden noch eine Weile und sie spürt deutlich meine Wut und findet es gut. Sie ermutigt mich, das morgen auch mit Frau Gutfrau zu bereden und ihr zu sagen, was ich darüber denke, das sei schon ein deutlicher Durchbruch in meinem Leben. Und so sollte es dann auch sein.

Frau Gutfrau und ich haben einen Termin für das Einzel und ich bin kaum drin, da sage ich ihr schon, dass ich sehr wütend auf sie bin, denn sie hat mich gezwungen etwas zu tun, was ich nicht tun wollte. Da soll ich lernen meine Grenzen aufzuziehen und sie reißt diese im Schweinsgalopp nieder. Zu meinem Erstaunen versteht sie mich und sagt, sie habe nicht damit gerechnet, dass ich noch so suizidgefährdet bin. Dann habe ich erst richtig losgelegt. Ich war nicht suizidgefährdet. Nein, war ich nicht! Suizidgedanken haben auch gesunde Menschen ab und an, so ein lockerer Spruch von wegen ich will lieber Sterben als das oder das zu tun, das sagt jeder mal. Doch ich war nicht gefährdet, ich habe unmittelbar nach dem Gedanken gehandelt. Ich habe mein Notfallprogramm heruntergerasselt, Anruf bei Mitpatientin, Anruf auf Station, Brometazin, Schreiben am PC, Abfahrt in die Stadt. Ich habe vollkommen richtig und gut für mich gehandelt und gesorgt. Und ich bin verdammt noch mal stolz auf mich! Ich habe es geschafft, ich, hören sie? Ich! Ich ganz allein! Ich war nicht gefährdet und ich bin sauer, weil ich meine Grenze nicht stark genug gemacht habe.

Frau Gutfrau zeigt mir im Laufe des Gespräches auf, dass sie an meiner Stelle auch sauer auf sie wäre und dass sie es supergut findet, dass ich endlich meine Wut herauslasse. Ich habe absolut vorbildlich gehandelt und sie sei stolz auf mich. Ich sei in diesem Jahr unglaublich weit gekommen und das freue sie besonders.

Nachdenklich verlasse ich nach Beendigung unserer Stunde den Raum. Ja, Frau Gutfrau hat Recht, wenn ich so Revue passieren lasse, wie ich im Juni vergangenen Jahres auf der Station ankam und wie ich heute bin. Ich werde selbstbewusst und ich erkenne Grenzen viel klarer. Ich bin kein Häufchen Elend mehr, sondern gehe aufrecht im vollen Bewusstsein dessen, was ich noch alles erreichen möchte, und dass das alles erreichbar ist. Ein Lächeln huscht über meine Lippen, ich sehe in den Spiegel und sage mir, zwar ist die äußere Hülle nach wie vor hässlich und fett, aber der Kern da drinnen, der strahlt doch schon mächtig heraus.

Durch diesen Aufenthalt in der Klinik sind wirklich deutliche Veränderungen spürbar. Das erste Mal kann ich es auch selber sehen und spüren und es fühlt sich gut und warm und versöhnlich an. Da tut nichts weh, da ist keine Trauer, kein fader Beigeschmack, es ist einfach nur schön.

Plötzlich kann ich sehen, dass ich nicht mehr lügen muss, um mir meine geschützte Scheinwelt zu erhalten damit mich ja keiner verletzt. Dass ich nicht mehr für drei arbeiten muss, sondern auch ich sein darf und dass die Diagnose Borderline zwar hart erscheint, aber ich mich davon heilen lassen kann, wenn ich es nur will. Und das will ich! Mein Ziel ist es, von den vielen einzelnen Diagnosen, die zu dem Gesamtbild Borderline führen, nach und nach ein Kriterium nach dem anderen zu verlieren. Und ich weiß, ich schaffe das.

Inzwischen steht der Entlassungstermin fest und ich freue mich wieder auf zu Hause, auf meine Mäuse, auf mein Leben. Ich weiß, dass es viele Rückschläge geben wird, ich weiß dass noch ein langer und harter Weg vor mir liegt, doch nichts ist so schwer wie der Anfang. Und den habe ich lange schon hinter mir.

In der letzten Gruppenstunde ergreife ich dann das Wort. Ich sage, dass ich mich akzeptiere wie ich bin, und dass ich mich in der Gruppe nicht öffnen kann, ist für mich keine Schande, sondern das bin ich. Und ich kann mich so akzeptieren. Es gibt Menschen, die erklimmen einen Berg frontal, ich aber akzeptiere, dass ich den Berg eben rundherum erklimme. Ich tue dies Spiralförmig und sehe einen klaren Vorteil zum direkten Weg, ich sehe alle Facetten des Berges und habe einen Reichtum dadurch, der nicht ersetzbar ist.

Mein letztes Einzelgespräch ist von einem Erlebnis geprägt. Frau Gutfrau sagt, sie habe morgen nur einen Termin frei, der nicht mit den anderen von mir kollidiert, und ich müsse dazu eine Mitpatientin bitten, mit mir zu tauschen. Im Klartext, sie habe einen Termin um halb elf an die Mitpatientin vergeben und noch einen am Mittag um drei frei, wenn dem ich aber Kunst habe. Die Mitpatientin haben jedoch mittags frei. Gesagt, getan, ich gehe zu der Mitpatientin und frage sie. Doch die ist voller Zorn, ständig würde Frau Gutfrau Mitpatienten zu ihr schicken um zu tauschen und sie wolle endlich mal einen freien Mittag haben. Ich sage ihr ruhig, dass ich das verstehe und verlasse den Raum. Da Frau Gutfrau in einem Termin ist, teile ich ihr kurz schriftlich den Sachverhalt mit, dass die Patientin nicht tauschen möchte, da sie gerne einen freien Mittag möchte.

Beim Abendessen pflaumt mich die Mitpatientin sauer an, sie habe wegen mir super Ärger mit Frau Gutfrau bekommen. Ich sage ihr, dass sie nicht wegen mir Ärger bekommen habe, sondern weil sie eben nicht tauschen möchte. Ich nehme die Rüge nicht an. Dann schweige ich und das erste Mal habe ich nicht das Gefühl, im Raucherzimmer reden zu müssen. Obwohl ich weiß, dass sie über mich gelästert hat, schweige ich und sehe, dass ich gut und richtig gehandelt habe. Meine Grenze ist gezogen und ich überschreite sie nicht.

Das Einzel beginnt und ich erzähle Frau Gutfrau von meiner neuen Art, mit so etwas umzugehen. Sie sagt, dass sie sehr, sehr stolz auf mich sei, ich habe mich unglaublich toll entwickelt. Auch sie glaubt fest, dass ich gesund werde, da ich es möchte. Sie habe immer gerne mit mir gearbeitet und auch diesmal war es ein besonderes Erleben. Sie bietet mir an, dass, wenn ich wieder spüre, dass ich erschöpft bin, ich in Form von einer Intervallbehandlung auf die Station kommen kann, für drei bis vier Wochen, um wieder zu mir zu finden. Zunächst soll ich aber weiterhin krankgeschrieben bleiben und ambulant weitermachen. Diesmal kommen wieder Tränen, aber es sind Freudentränen, denn ich spüre, dass ich mich verändert habe. Ich spüre mein neues Ich und ich habe es lieb. Es ist ein schönes Gefühl, hoffentlich kann ich es noch lange spüren.

In meiner letzten Nacht habe ich einen weiteren Traum. Er ist so heftig, dass ich beinahe den Nachtdienst geholt hätte, doch da es meine letzte Nacht auf Station ist, habe ich Angst, dableiben zu müssen. Als ich morgens aufwache, spüre ich den Traum in mir nach, es geht um einen Verwandten, der mich missbraucht hat, doch ich habe nicht das Gefühl, dass dies jetzt noch Thema werden muss. Es ist so, es war so und heute ist heute. Nun ist das Hier und Jetzt dran, ich muss es stark machen, mein „Unter-Ich" so stark wie das „Über-Ich" machen, und dann kann ich mir das auch mal anschauen. Genauso wie die Geschichte mit meiner Art, wie ich das alles ertragen konnte. Diese zweite Person in mir, die muss ich jetzt nicht erklären und benennen, ich weiß, dass ich keine gespaltene Persönlichkeit bin, sondern dass das eine Art meiner Seele war, zu überleben und ich kann es so akzeptieren.

Meine Ziele? Mein Ich stark werden lassen, besonnener durch das Leben wandeln. Meine eigenen Grenzen so stark machen, dass ich sie nicht mehr übertreten kann und letzten Endes auch andere nicht. Die neuen Gefühle kennen lernen, die es außerhalb des Schmerzes gibt, und genießen, dass meine Wunden auf der Haut zusehends heilen.

Vielleicht werde ich ja noch einmal ein Buch schreiben, als Fortsetzung, aber vielleicht auch nicht. Vielleicht muss es auch kein neues Erlebnisbuch sein, sondern eines, in dem ich meine Leidenschaft, die ich seit der fünften Klasse habe, ausleben kann, ich dichte für mein Leben gern…

Nur Mut, ihr Borderliner, es lohnt sich zu kämpfen, das Leben kann auch mit Borderline schön sein, wenn man es will! Jedenfalls wird es mit uns nie langweilig!

Zum Abschied auf der Station übergebe ich dem Personal und den Ärzten folgendes Gedicht:

In Tagen von großer Not,
Wenn man sich sehnt nach dem Tod;
Wenn die stummen Schreie nicht enden,
Und die Sorgen größer werden, statt zu wenden.
Wenn der Himmel düster und grau,
Man nur noch schwarz sieht und nicht mehr das Blau;
Wenn der Kummer einen gar erdrückt,
Der Glaube daran, man würde verrückt.

So gibt es Auf Station 1 A viel Trost und Zeit,
Das Sorgenende erscheint nicht mehr weit;
Mit viel Mitgefühl, Geborgenheit und Liebe,
Getragen, gelenkt, unterstützt, ganz ohne Hiebe.

Hier findet sich das liebe innere Kind,
Die Seele erlebt Versöhnung mit dem Wind;
Nichts erscheint mehr Ausweglos,
Eins werden mit der Seele auf dem Floß.

Durch das 1 A- Team man behutsam geführt wird,
Wie der Rohling des Diamants die Farben ziert.
Step by Step des Lebens Wende ist gemacht,
Das schaffen wir, das wär' doch gelacht!

So lasst uns die Seele heben,
Es ist doch schön zu leben!

Unser gesamtes Verlagsprogramm finden Sie unter

www.acabus.de

ACABUS Verlag

www.ingramcontent.com/pod-product-compliance
Lightning Source LLC
Chambersburg PA
CBHW031521270326
41930CB00006B/463